プライマリケアと救急を中心とした総合誌

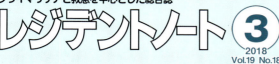
レジデントノート **3** 2018 Vol.19 No.18

臨床研修スケジュールカレンダー

February 2018

sun.	mon.	tue.	wed.	thu.	fri.	sat.
				1	2 ●Gノート2月号発売	3
4	5	6	7	8	9 日本消化管学会（〜10日）	10 医師国家試験（〜11日）
11 建国記念日	12 振替休日	13 ●レジデントノート3月号発売	14	15	16	17
18	19	20	21 日本集中治療医学会（〜23日）	22 日本静脈経腸栄養学会（〜23日）	23 日本環境感染学会（〜24日）	24
25	26	27	28			

March 2018

sun.	mon.	tue.	wed.	thu.	fri.	sat.
			1		2	3 糖尿病学の進歩（〜3日）日本病院総合診療医学会（〜3日）
4	5	6	7	8 日本腹部救急医学会（〜9日）	9	10
11	12 ●レジデントノート4月号発売	13	14	15 日本脳卒中学会（〜18日）	16	17 日本臨床腫瘍薬学会（〜18日）
18	19 医師国家試験合格者発表	20	21 春分の日	22 ●レジデントノート増刊号発売	23 日本循環器学会（〜25日）	24
25	26	27	28	29	30	31

●2月・3月の新刊／近刊情報
- レジデントノート2018年4月号「抗菌薬ドリル 〜実践力が身につく極上問題集（仮題）」
- レジデントノート増刊「電解質異常の診かた・考え方・動き方」
- 闘魂外来─医学生・研修医の君が主役！
- 麻酔科研修チェックノート 改訂第6版
- やさしくわかるECMOの基本
- 改訂第3版ステロイドの選び方・使い方ハンドブック
- MRIに強くなるための原理の基本やさしく、深く教えます
- 本当にわかる精神科の薬はじめの一歩改訂版

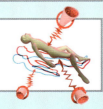

羊土社

医師 兼 研究員 募集

Research Institute Nozaki Tokushukai
野崎徳洲会病院附属研究所

研修制度、専門医制度の変化の中で臨床医が研究に携わる機会が減っています。
しかし医学は加速度的に進歩しています。
私たちは臨床医こそ基礎研究に触れ"Research mind"を持ち続けるべきだと考えています。
そこで徳洲会グループは、野崎徳洲会病院に本格的な研究所を新設しました。
一般的な分子生物学、生化学、細胞生物学、解剖学、病理学実験に加え、様々な動物実験が可能です。
臨床と研究の両立を考える方を歓迎します。

組織概要

- 所 長 伊藤 和幸
- 副所長 西澤 恭子

- 病理学研究部　部 長 西澤 恭子
- 悪性腫瘍新規治療法開発研究部　部 長 由井 理洋
- 分子生物学研究部　部 長 笹川 覚
- 脳神経血管研究部　部 長 西 正吾
- 動物実験施設　施設長 笹川 覚

参考URL https://nozaki.tokushukai.or.jp/rint/

その閃きを生かせる舞台がここにある

診療業務と研究のバランスは規定の範囲内で多様なプランをご提案させていただきますので未経験の方でもどうぞお問合せ下さい。
併せて施設見学もお気軽にお申込みください。

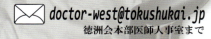

doctor-west@tokushukai.jp
徳洲会本部医師人事室まで

レジデントノート contents

3 2018 Vol.19-No.18

特集

敗血症を診る！リアルワールドでの初期診療
早期診断・抗菌薬・輸液など速やかで的確なアプローチの方法が身につく

編集／大野博司（洛和会音羽病院 ICU/CCU）

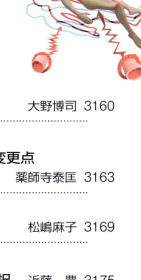

- 特集にあたって ………………………………………………………… 大野博司 3160

【敗血症診療総論】
① 新診断基準 Sepsis-3 の従来（SIRS）からの変更点
　　　　　　　　　　　　　　　　　　　　　　　　　　　　薬師寺泰匡 3163

② JSSCG 2016 と SSCG 2016
　　作成方法からみた診療ガイドラインの上手な使い方　　　松嶋麻子 3169

【ケースから考える敗血症初期診療】
① リアルワールドでの敗血症診断と初期抗菌薬選択　　　近藤　豊 3175
② リアルワールドでの初期循環管理　　　　　　　　　　名原　功 3184
③ リアルワールドでの初期抗菌薬投与設計　　　　　　　加藤英明 3192
④ 慢性心不全・低心機能患者での循環管理　　　　　　　清水敬樹 3198
⑤ 慢性呼吸不全・COPD 患者での呼吸管理　　　　　　　高田哲男 3207
⑥ 慢性腎臓病，血液透析患者での循環・電解質管理　　　岩下義明 3219

Global Sepsis Alliance：
日本集中治療医学会における敗血症に対する啓発活動　　　松田直之 3227

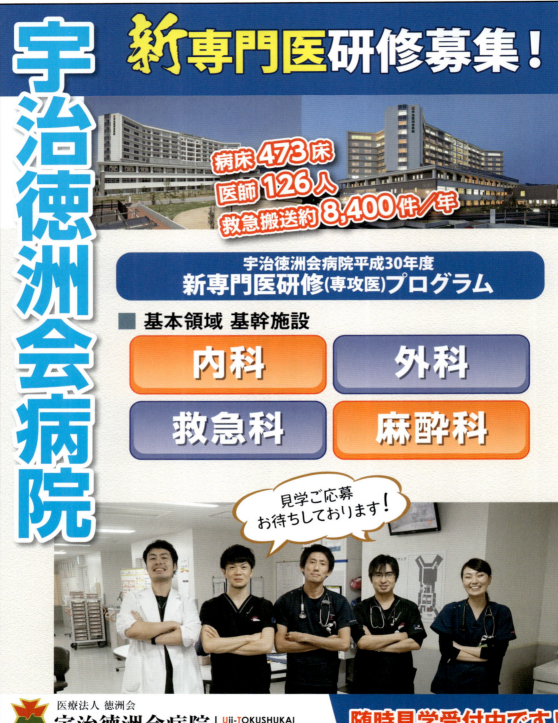

レジデントノート contents

3 2018 Vol.19-No.18

連載

実践！画像診断Q&A—このサインを見落とすな
下腹部痛・右下肢痛を主訴に受診した40歳代女性　　山根　彩，関根鉄朗　3147
遷延する咳嗽を主訴に受診した50歳代女性　　江本範子，徳田　均　3149

なるほどわかった！日常診療のズバリ基本講座
シリーズ：Difficult Patientに対応しよう！
第3回　身体症状症患者を理解する　　鋪野紀好，生坂政臣　3236

臨床検査専門医がコッソリ教える…検査のTips！
第12回　尿一般検査でタンパク陽性が出た患者への対応は？　　下澤達雄　3246

【最終回】カゲヨミ 見えているのに読めないあなたへ
第12回　読影の順序「正常と言い切るのが難しい」　　中島幹男　3248

みんなで解決！病棟のギモン
第24回　ステロイドマスターへの道！
　　　　～ステロイドの使い方　きほんのき　　近藤　泰　3256

よく使う日常治療薬の正しい使い方
脂質異常症治療薬の使い方
～動脈硬化性疾患予防ガイドライン改訂と合わせて～　　吉田雅言　3263

こんなにも面白い医学の世界　からだのトリビア教えます
第42回　ポケモンGOはどうなったか？　　中尾篤典　3269

眼科エマージェンシー こんなときどうする？
第28回　飼い犬に眼瞼を噛まれた！　　徳毛花菜　3270

Step Beyond Resident
第174回　たかが発熱，されど発熱 Part2 ～咽頭炎，ナメンナヨ～　　林　寛之　3277

エッセイ 対岸の火事、他山の石
第198回　ここに注意！研修医の外来診察　　中島　伸　3293

総合診療はおもしろい！～若手医師・学生による活動レポート
第54回　専門医部会フォーラム　　藤谷直明　3297

書評/3298，3299　　お知らせ/3300　　年間総目次/3301　　次号予告/3307　　奥付/3308
広告インデックス/後付　　表紙立体イラストレーション/野崎一人

八戸市立市民病院
専攻医募集！！

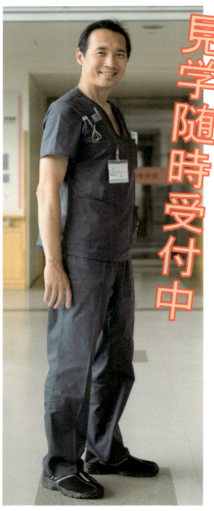

院長　今 明秀

見学随時受付中

2019年度専門研修プログラム
専攻医募集科

- 救急科
- 整形外科
- 内　科
- 総合診療
- 外　科

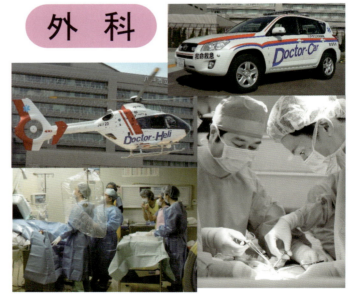

連携施設として研修可能です
- 脳神経外科　・小児科
- 産婦人科　　・麻酔科
- 皮膚科　　　・耳鼻咽喉科
- 泌尿器科　　・放射線科
- 精神科　　　・病理
- 眼科

【病院概要】（平成28年度）
- 総病床数608床　病床利用率89.7%
  （一般552床　精神50床　感染症6床）
- 年間救急車搬入台数　5,622台
- 1日平均外来患者数　1,026.0人
- 1日平均入院患者数　545.1人
- ドクターカー3台（出動約1,500件/年）
- ドクターヘリ1機（出動約 490件/年）

［見学のお申込み・問い合わせ先］
〒031-8555
青森県八戸市田向3丁目1－1
担当事務：臨床研修センター主事
　　　　　　田端　耕大
電話　　：0178-72-5012（直通）
FAX　　 ：0178-72-5115
E-mail　：senmon-kensyu
　　　　　@hospital.hachinohe.aomori.jp

実践！画像診断 Q&A - このサインを見落とすな

Case1 [救急画像編]

下腹部痛・右下肢痛を主訴に受診した40歳代女性

（出題・解説）山根　彩，関根鉄朗

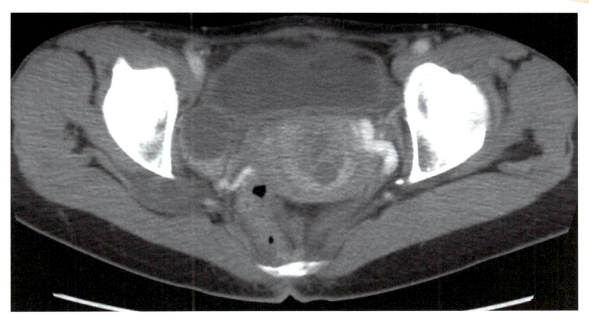

図1　来院時の造影CT（水平断）

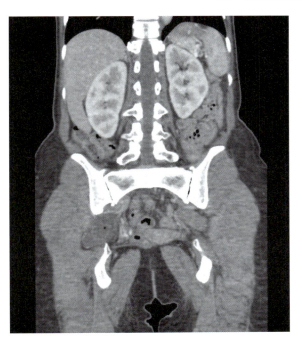

図2　来院時の造影CT（冠状断）

病歴
症例：40歳代女性
主訴：下腹部痛，右下肢痛
現病歴：10年前から自然軽快する下腹部痛，右下肢痛を認めており，今回も同様の症状が出現したが改善しないため，消化器内科外来を受診された．
既往歴：子宮腺筋症，卵巣囊腫
血液生化学検査：特記事項なし

問題
Q1：造影CT（図1：水平断，図2：冠状断）を施行した．診断は？

web上にて本症例の全スライスが閲覧可能です．

Aya Yamane, Tetsuro Sekine（日本医科大学付属病院 放射線科）

解答

坐骨ヘルニア

A1：右大坐骨孔に小腸が陥入しており，右坐骨ヘルニアと診断した（図1, 2 ➡）.

解説

　坐骨ヘルニアは骨盤ヘルニアの一種であり，坐骨孔をヘルニア門とした稀な疾患である．
　骨盤腔には，両側の坐骨と仙骨の間に頭側から仙棘靱帯，仙結節靱帯の2つの靱帯が走っている．仙棘靱帯の頭側に大坐骨孔，仙結節靱帯の頭側に小坐骨孔が形成され，大坐骨孔は梨状筋によって梨状筋上孔と梨状筋下孔に分けられる．坐骨ヘルニアはこの大坐骨孔および小坐骨孔より脱出するヘルニアである．
　坐骨ヘルニアのうち成人発症例は約8割で，その多くが高齢女性であり，これは男性に比較すると女性の骨盤が大きいこと，妊娠，便秘，腫瘍，外傷などに伴う腹圧の上昇や，加齢による骨盤底筋群の脆弱性が原因として考えられている[1, 2]．坐骨ヘルニアの内容は小腸，大腸，卵巣，卵管，尿管，膀胱，腫瘍などがあげられる[1, 2]．坐骨ヘルニアの症状としては，大殿筋下の膨隆，坐骨神経圧迫による骨盤痛や大腿部痛を訴える場合がある．腸管がヘルニア内容となって嵌頓すると，嘔吐，腹痛，腹部膨満などの腸閉塞による症状が出現する[1, 2]．

　画像検査は近年ではCTを撮影することがほとんどである．本症例においては特にMPR（multi planar reconstruction：任意多断面構成）を作成することにより，骨盤を形成する骨，靱帯，筋肉の位置関係から詳細なヘルニア門の情報が得られ，より正確な術前診断を得ることが可能であった．また3D-CTを作成することでも詳細な解剖学的情報を得ることが可能であり，診断に有用であると言えるだろう．さらに読影の際には，嵌入している腸管に虚血を疑うような造影不良域や腸閉塞を示唆するような所見がないかを確認することも重要である．

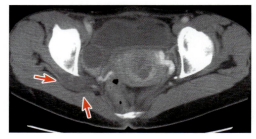

図1　来院時の造影CT（水平断）
➡：大坐骨孔より脱出した腸管．

　治療は基本的には外科的手術であり，本症例も診断後，消化器外科による緊急手術が行われた．陥入していた腸管は壊死に至っておらず，腸管切除は行わなかった．

【読影のポイント】
・画像の左右を見比べて，非対称な箇所がないかを探す
・ヘルニアを認めた場合，ヘルニア内容を同定し，腸管の場合は腸管虚血や腸閉塞の有無も合わせて確認する

参考文献
1) Black S：Sciatic hernia.「Hernia 3rd edition」（Nyhus LM, et al, eds），pp432-441, Lippincott, 1989
2) 浅沼修一郎，他：イレウスで発症した坐骨ヘルニアの1例．日臨外会誌，73：720-724, 2012

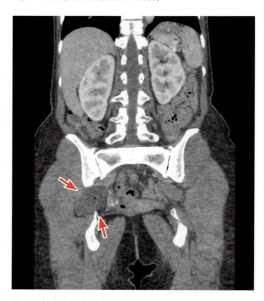

図2　来院時の造影CT（冠状断）
➡：大坐骨孔より脱出した腸管．

Case2 [胸部編]

遷延する咳嗽を主訴に受診した50歳代女性

（出題・解説）江本範子，徳田　均

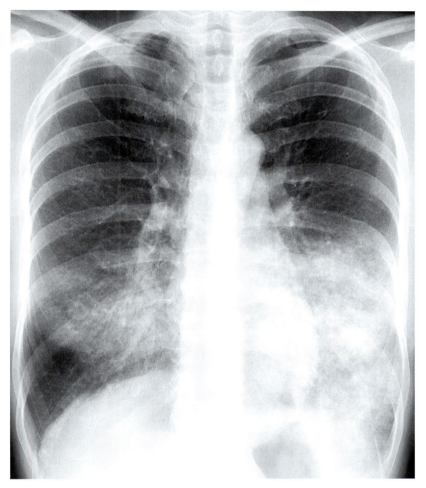

図1　来院時の胸部単純X線写真

病歴

症例：50歳代女性　　既往歴：子宮筋腫（経過観察中）　　生活歴：喫煙；なし，飲酒：なし．

現病歴：生来健康であった．6カ月前の健診では胸部に異常所見は認められなかった．2カ月前より咳嗽が出現し，近医を受診．鎮咳薬を処方されるも効果がなかった．胸部単純X線写真にて異常陰影を指摘され当院受診となった．

入院時身体所見：体温37.5 ℃, SpO$_2$ 92 %（室内気），左側背部にて呼吸音の減弱．その他特記すべき所見なし

検査所見：WBC 20,210 /μL（Neu 86.5 %），Hb 15.2 g/dL, Plt 34万/μL, Alb 4.3 g/dL, AST 16 IU/L, ALT 14 IU/L, LDH 315 IU/L, UN 11 mg/dL, Cr 0.7 mg/dL, CRP 5.1 mg/dL

問題

Q1：胸部単純X線写真（図1）の所見は？
Q2：鑑別として何を考え，どのような検査を行うべきか？

Noriko Emoto, Hitoshi Tokuda（東京山手メディカルセンター 呼吸器内科）

原発性肺癌（浸潤性粘液性腺癌）

解答

A1：左右の下肺野にスリガラス陰影，そして左下肺野に一部浸潤影を認める．

A2：鑑別診断としては，間質性肺炎として特発性器質化肺炎，感染症などを考え，特に結核性肺炎の除外に努める．また原発性肺癌あるいは悪性リンパ腫をあげる．
検査としては，胸部CTスキャンなど全身の画像検索を行う．血液検査では腫瘍マーカー，間質性肺炎のマーカーの上昇を検索する．全身状態が安定していれば，気管支鏡検査で浸潤影部分の経気管支鏡的肺生検（TBLB）を試みる．

解説

胸部単純X線写真上，右下肺野，左中下肺野にスリガラス陰影〜淡い浸潤影を認める（図1➡）．左下肺野は一部濃厚な部分がみられる（図1➡）．同日に撮影された胸部単純CT写真では，右中葉，左舌区と左下葉に広範なスリガラス陰影があり（図2➡），右中葉のスリガラス陰影では小葉単位の濃淡があり（図2➡）．左下葉のS8領域では気管支透亮像（図2★）を伴う汎小葉性の浸潤影がみられる（図2➡）．

本症例では亜急性の経過を示し，臨床所見および血液検査上の炎症所見に乏しく，広範な肺の浸潤影の鑑別診断が要求される．間質性肺炎としては特発性器質化肺炎などの亜急性の経過をとるものがあがるが，本症例ではKL-6値など間質性肺炎のマーカーは正常範囲内であった．加えて，症状，検査値に炎症所見を全く欠いており，臨床像が異なる．感染症疾患としては，一般細菌，抗酸菌，真菌などを鑑別に考え，特に結核性肺炎の除外が必要である．結核性肺炎は，既存の空洞などから大量の菌が散布され，広範な滲出性反応が惹起される結果，肺炎様の病像を呈する．画像所見としては本症例のような，広範な汎小葉性のスリガラス陰影，浸潤影などがみられる[1]．結核性肺炎に特徴的である，浸潤影の内部の空洞影の有無や小葉中心性の粒状影の併存などに留意する必要がある[1]が，本症例ではそのような所見は指摘できなかった．

悪性腫瘍としては，肺腺癌，特に肺炎像を示すことの多い浸潤性粘液性腺癌あるいは悪性リンパ腫があがる．本例では気管支鏡検査が行われ，TBLBの結果，浸潤性粘液性腺癌と診断された．6カ月前の胸部単純X線写真は正常であり，原発性肺癌としては比較的早い進行経過を示した症例である．

浸潤性粘液性腺癌は原発性肺癌の約2〜10％程度を占めると考えられている，腺癌の一亜型である[2]．粘液成分を分泌するため，画像所見としてスリガラス陰影，びまん性肺胞陰影など肺炎類似所見を呈することがよく知られており，広範なスリガラス陰影，浸潤影を見た場合の鑑別診断として重要である[2]．また，浸潤性粘液性腺癌の分泌物は水分を比較的多く含む粘液であるのに対し，肺炎やリンパ腫など他の疾患におけるコンソリデーションは肺実質もしくは細胞成分の多い分泌物であるため，浸潤性粘液性腺癌では比較的低いCT値となることが鑑別に有用である[3]．造影CTの際には，均一な低吸収域を示すコンソリデーションの内部に明瞭な血管影が確認されることがある．これをCTアンギオグラムサインと呼び，浸潤性粘液性腺癌の鑑別において利用されている[3]．

また，浸潤性粘液性腺癌は，化学治療に抵抗性であることが多く，すみやかな診断と治療介入が望まれる[2,4]．

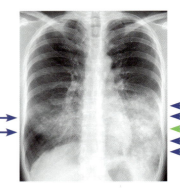

図1　来院時の胸部単純X線写真

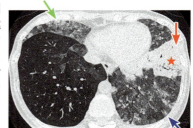

図2　来院時の胸部単純CT写真

参考文献

1) 「画像と病理から学ぶ 結核・非結核抗酸菌症」（徳田 均，他/著），pp40-48，克誠堂出版，2016
2) Shimizu K, et al：Clinicopathological and immunohistochemical features of lung invasive mucinous adenocarcinoma based on computed tomography findings. Onco Targets Ther, 10：153-163, 2017
3) Im JG, et al：Lobar bronchioloalveolar carcinoma："angiogram sign" on CT scans. Radiology, 176：749-753, 1990
4) Yamazawa H, et al：A favorable response to cisplatin, pemetrexed and bevacizumab in two cases of invasive mucinous adenocarcinoma formerly known as pneumonic-type mucinous bronchioloalveolar carcinoma. Intern Med, 52：2781-2784, 2013

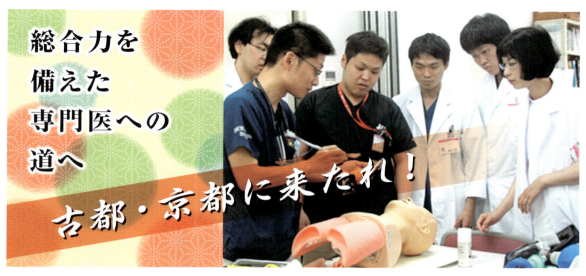

総合力を備えた専門医への道へ

古都・京都に来たれ！

専攻医募集 KYOTO MIN-IREN

急性期病院をはじめ地域密着型の小規模病院、診療所、僻地医療の体験など幅広いフィールドでの研修が可能！

2018年度専攻医募集プログラム

内科／定員8名
京都民医連内科専門研修プログラム
基幹施設 ● 京都民医連中央病院
初期臨床研修指定病院

総合診療科／定員2名
京都家庭医療学センター 総合診療専門研修プログラム
基幹施設 ● 上京診療所
家庭医・診療所志望対応

総合診療科／定員2名
京都民医連中央病院 総合診療専門研修プログラム
基幹施設 ● 京都民医連中央病院
病院総合医志望対応

総合診療科／定員2名
京都北部 総合診療専門研修プログラム
基幹施設 ● 京都協立病院
病院総合医・地域医療志望対応

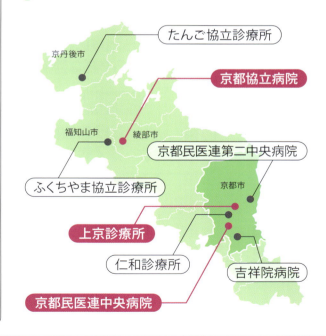

- たんご協立診療所
- 京都協立病院
- 京都民医連第二中央病院
- ふくちやま協立診療所
- 上京診療所
- 仁和診療所
- 京都民医連中央病院
- 吉祥院病院

 京都民主医療機関連合会

〒615-0004 京都市右京区西院下花田町21-3番地 春日ビル4階
TEL／075-314-5011　FAX／075-314-5017
E-mail／yoshida@kyoto-min-iren.org
http://www.kyoto-min-iren.org

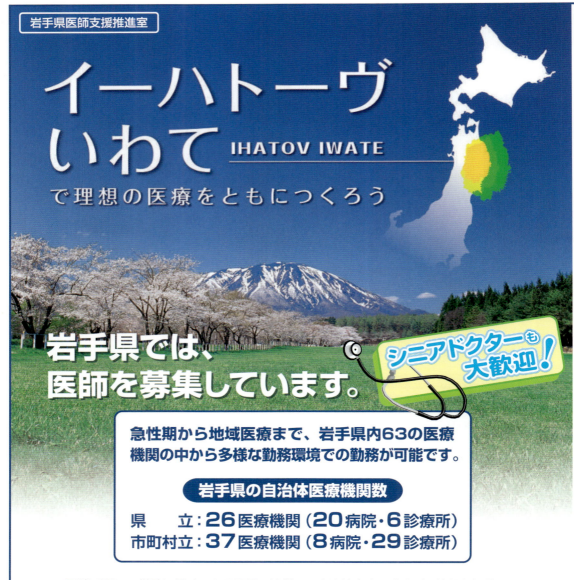

> ママドクターのみなさん、

子育て環境の整った岩手県立病院で働いてみませんか!?

仕事と育児の両立を目指す「ママドクター」の皆さんへ

　岩手県医療局では、育児期間中の女性医師の皆さんが安心して県立病院で勤務を続けられるよう、育児短時間勤務制度や充実した保育支援制度等を設けて仕事と育児の両立を支援しています。

　また、出産や育児のために一時的に離職し、今は家庭で子育てに専念している女性医師の皆さんが、県立病院の医師として安心して復職できるよう、必要な技術や知識を学ぶ研修制度も設けています。

　子育てしながら医師として活躍する機会を求める女性医師の皆さんを支援するため、育児短時間勤務を活用しながら、県立病院の勤務を希望する医師（通称：ママドクター）を募集しています。

　仕事と育児の両立を目指す「ママドクター」の皆さんの積極的な応募をお待ちしています。

◆応募資格　※年齢制限はありません。
　①医師法（昭和23年法律第201号）による医師の免許を取得後、初期臨床研修を修了し（卒後3年目以上）、臨床経験を有する者。
　②医療局企業職員就業規則（昭和39年岩手県医療局管理規程第13号）に規定する「育児短時間勤務制度」が適用（採用日の時点で出生から56日経過後より小学校3年生までの子を養育していること）される者。
◆職種：医師
◆採用予定人員：若干名
◆職務内容：岩手県立病院等において診療業務に従事
◆勤務先：県立中央病院又は盛岡市近郊の地域診療センター
　　　　　（このほかの病院等を希望される方は、相談に応じます。）

[岩手県 医師 ママドクター] [検索]

岩手県立病院　充実の女性医師支援制度
女性医師の出産・育児をサポートします！
「結婚」・「出産」・「育児」など、女性医師が離職する理由はさまざま。岩手県立病院では、女性医師が仕事と家庭を両立できるように「短時間勤務制度」や「院内保育・学童保育」を導入しています。

出産・育児に関する休暇等
■ **産前産後休暇**……産前6週間（多胎妊娠の場合は14週間）、産後8週間
■ **育児休業〈無給〉** 原則として子が3歳になるまで

育児支援
■ **院内保育**　院内保育所で24時間保育及び病後児保育を実施しています。
　　　　　　　10か所（中央、中部、胆沢、磐井・南光、大船渡、釜石、宮古、久慈、二戸、江刺）で実施
■ **学童保育**　上記の院内保育事業に加えて、学童保育（小学校1年生～6年生）を実施しています。
■ **育児短時間勤務制度**　育児と仕事の両立が可能となるように育児のための短時間勤務制度を導入しています。
　　対象は小学校3年生までの子を養育する常勤の正規職員で、勤務形態は下記の5種類から選択することができます。

　　Ⅰ　3時間55分×5日（週19時間35分勤務）
　　Ⅱ　4時間55分×5日（週24時間35分勤務）
　　Ⅲ　7時間45分×3日（週23時間15分勤務）
　　Ⅳ　7時間45分×2日＋3時間55分×1日（週19時間25分勤務）
　　Ⅴ　1週間当たり19時間25分から24時間35分の範囲内で設定

職場復帰支援
育児等により離職された医師の方の仕事復帰のため、必要な技術や知識を学ぶ研修を行っています。

お問合せ先は左記をご覧ください。

増刊 レジデントノート

1つのテーマをより広くより深く

□ 年6冊発行　□ B5判

レジデントノート Vol.19 No.17　増刊（2018年2月発行）

小児救急の基本
「子どもは苦手」を克服しよう！

熱が下がらない、頭をぶつけた、
泣き止まない、保護者への説明どうする？
など、あらゆる「困った」の答えがみつかる！

新刊

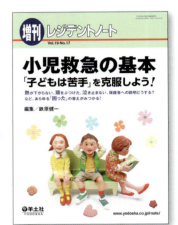

編集／鉄原健一

□ 定価（本体4,700円＋税）　□ 268頁　□ ISBN978-4-7581-1603-9

- 小児救急で必須の手技・緊急度の評価・内科・外科など，この1冊で攻略！
- 「成人とどこまで一緒でどこから違うか」の境界を意識して解説
- 小児と接するとき役立つ先輩のクリニカルパールを伝授！

本書の内容

第1章　総論：小児救急の基本
ER医から見た小児救急とは…／米国小児救急専門医から見た小児救急とは…／ラポールの形成／病歴の取り方／身体診察の仕方／乳児の診かた／手技／輸液，経口補水療法／救急外来でのエコー／鎮痛・鎮静／虐待／薬剤の使い方／勉強の仕方

第2章　緊急度の評価
PALSの概念／バイタルサイン／A（気道）の評価と管理／B（呼吸）の評価と管理／C（循環）の評価と管理／D（神経）の評価と管理

第3章　よく出会う小児の症候
発熱／けいれん／咳嗽／喘鳴／腹痛／嘔吐／発疹／不機嫌／電解質異常

第4章　よく出会う小児の外傷
外傷の評価の違い／頭部外傷／創傷の診かた／骨折／熱傷／事故予防の概念

次号 4月発行予定

電解質異常の診かた・考え方・動き方
緊急性の判断からはじめるFirst Aid

編集／今井直彦

発行　羊土社 YODOSHA
〒101-0052　東京都千代田区神田小川町2-5-1　TEL 03(5282)1211　FAX 03(5282)1212
E-mail：eigyo@yodosha.co.jp
URL：www.yodosha.co.jp/

ご注文は最寄りの書店，または小社営業部まで

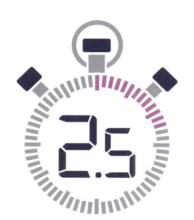
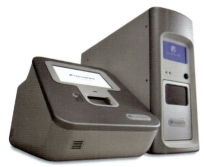

信頼されて20年

レジデントノートは
2018年も研修医に寄りそいます！

レジデントノートの年間定期購読

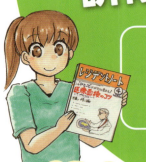

- 発行後すぐお手元に
- 送料無料※1
- 年間を通して満遍なく勉強できる！

4つのプランで随時受付中！

冊子のみ

通常号（月刊12冊）	本体 24,000円+税
通常号（月刊12冊）＋ 増刊（6冊）	本体 52,200円+税

WEB版※2,3（通常号のみ）購読プラン

通常号（月刊12冊）＋ WEB版	本体 27,600円+税
通常号（月刊12冊）＋ 増刊（6冊）＋ WEB版	本体 55,800円+税

※1 海外からのご購読は送料実費となります
※2 WEB版の閲覧期間は、冊子発行から2年間となります
※3「レジデントノート定期購読WEB版」は原則としてご契約いただいた羊土社会員の個人の方のみご利用いただけます

（雑誌価格は改定される場合があります）

大好評 定期購読者限定プラン！
レジデントノート WEB版

レジデントノート通常号（月刊）がWEBブラウザでもご覧いただけます
困ったときにその場で見られる便利なプランです

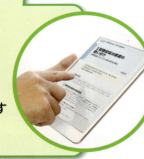

発行 羊土社

期間限定！プレゼントキャンペーン実施中！
2018年2月9日〜6月29日

新規申込で **オリジナルペンライト**（瞳孔ゲージ付）
最初に手にする研修医の必需品！
※デザイン・色は変更になる可能性がございます

さらに **レジデントノート創刊20年目記念特典** として
新規申込 または **継続申込** いただいた方 **全員に** 書籍
「こんなにも面白い医学の世界 からだのトリビア教えます」を進呈！

新刊・近刊のご案内

月刊 "実践ですぐに使える"と大好評！

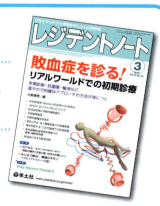

4月号（Vol.20-No.1）
抗菌薬ドリル 〜実践力が身につく極上問題集〜（仮題）
編集／羽田野義郎

5月号（Vol.20-No.3）
X線所見から絞り込む 胸部画像診断（仮題）
編集／芦澤和人

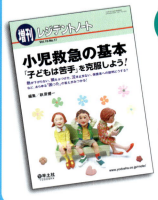

増刊 1つのテーマをより広く，より深く，もちろんわかりやすく！

Vol.19-No.17（2018年2月発行）
小児救急の基本 「子どもは苦手」を克服しよう！
熱が下がらない，頭をぶつけた，泣き止まない，保護者への説明どうする？ など，あらゆる「困った」の答えがみつかる！
→p.3154もご覧ください！
編集／鉄原健一

Vol.20-No.2（2018年4月発行）
電解質異常の診かた・考え方・動き方
緊急性の判断からはじめるFirst Aid
編集／今井直彦

以下続刊…

随時受付！右記からお申込みいただけます

● お近くの書店で ➡ レジデントノート取扱書店（小社ホームページをご覧ください）
● ホームページから ➡ www.yodosha.co.jp/
● 小社へ直接お申込み ➡ TEL 03-5282-1211（営業） FAX 03-5282-1212

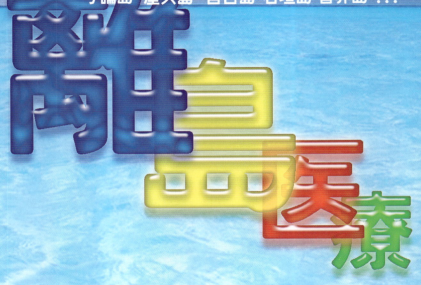

医師募集

内科、外科、小児科、総合診療科 他

奄美大島　徳之島　沖永良部島　加計呂麻島
与論島　屋久島　宮古島　石垣島　喜界島 ...

離島医療

都会での診療とは違う "やりがい"
自然に育まれる生活
ダイビングやフィッシング等の趣味も

ご質問等お気軽にお問合せ下さい。

 doctor-west@tokushukai.jp
徳洲会本部医師人事室　梅垣まで

レジデントノート

特集

敗血症を診る！
リアルワールドでの
初期診療

早期診断・抗菌薬・輸液など
速やかで的確なアプローチの方法が身につく

編集／大野博司

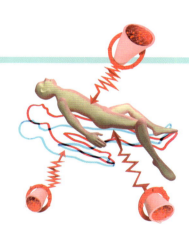

- 特集にあたって　　　　　　　　　　　　　　　3160

【敗血症診療総論】
① 新診断基準Sepsis-3の従来（SIRS）からの
　　変更点　　　　　　　　　　　　　　　　　　3163

② JSSCG 2016とSSCG 2016
　　作成方法からみた診療ガイドラインの上手な使い方　3169

【ケースから考える敗血症初期診療】
① リアルワールドでの
　　敗血症診断と初期抗菌薬選択　　　　　　　　3175

② リアルワールドでの初期循環管理　　　　　　3184

③ リアルワールドでの初期抗菌薬投与設計　　　3192

④ 慢性心不全・低心機能患者での循環管理　　　3198

⑤ 慢性呼吸不全・COPD患者での呼吸管理　　　3207

⑥ 慢性腎臓病，血液透析患者での
　　循環・電解質管理　　　　　　　　　　　　　3219

Global Sepsis Alliance：日本集中治療医学会に
おける敗血症に対する啓発活動　　　　　　　　3227

特集 敗血症を診る！ リアルワールドでの初期診療

特集にあたって

大野博司

はじめに

　敗血症・敗血症性ショックは合併症・死亡率が高い疾患ですが，内科エマージェンシーであるにもかかわらず（この前書きを執筆している）2017年現在も国民への啓発だけでなく医療現場のスタッフにおいても十分に認識されているとはいえない状況です．

　また敗血症・敗血症性ショックは本書の主な読者であるジュニアレジデント，シニアレジデントの皆さんにとってもER，一般病棟を含め，初期診療のファーストタッチにかかわる頻度も高い疾患です．

　2016〜2017年にかけて定義が改定され，世界でも国内でもガイドラインが更新されました．本特集では敗血症の新たな診断基準および新ガイドラインを臨床現場のリアルワールドで効果的に活かすことを目標として，特に初期診療の最も重要なポイントである，下記4点に重点をおいて編集を行いました．

① いかに速やかに診断するか―病歴，身体診察，検査と非敗血症性疾患の鑑別を行うか
② いかに速やかに治療―特に適切な抗菌薬投与―を行うか
③ いかに速やかに治療―特に適切な循環管理（輸液，血管作動薬）―を行うか
④ 基礎疾患があるケースではいかに適切に治療―特に循環・呼吸・腎電解質管理―を行うか

各項目の内容とねらい

1）総論

　最初に総論として診断基準とガイドラインについて考えます．薬師寺泰匡先生には，従来のSIRSから新診断基準Sepsis-3への変更点と，その背景と実際の現場での使い方につ

いてとり上げてもらいました．それぞれの診断基準のメリット，デメリットについても整理できると思います．

松嶋麻子先生には，「診療ガイドライン」について説明してもらったうえで，最新の敗血症治療のガイドラインであるSurviving Sepsis Campaign Guidelines 2016（SSCG2016）と日本版敗血症ガイドライン（JSSCG2016）について，作成方法からみた違いと，ガイドラインの上手な使い方について解説してもらいました．

2）各論①：診断，抗菌薬，輸液

次に実際の現場の視点から診断と初期抗菌薬，初期輸液蘇生，抗菌薬投与量設計の3つについてみてみます．

近藤 豊先生には，具体的なケースに基づいて，ER（または一般病棟）セッティングでどのようにして早期診断と早期抗菌薬投与を可能とするか，そして適切な初期抗菌薬選択について述べてもらいました．

名原 功先生には初期循環管理について，2001年のEGDT推奨から最近のガイドラインでの循環管理におけるEGDT否定までの流れと，2017年現在において初期蘇生輸液，血管作動薬の使い方について，モニタリングするパラメータの選択や解釈，およびどのような投与量でどのように組合わせて使用するか（ノルアドレナリン，ドパミン，バソプレシン，ドブタミン，など）についてとり上げてもらいました．

加藤英明先生には敗血症，敗血症性ショックでよく使われる抗菌薬の投与法・投与間隔，肝機能・腎機能での調整について，特に濃度依存性，時間依存性，初期抗菌薬投与をどのようにしたらよいかといったガイドラインでははっきり示されていない点についてもとり上げてもらいました．

3）各論②：基礎疾患がある患者への対応

そしてこの次には，実際の臨床現場では基礎疾患がある患者ほど敗血症・敗血症性ショックになるため，実践に即したケースをもとにして，慢性心不全，慢性呼吸不全，慢性腎臓病の既往がある場合，抗菌薬や循環・呼吸管理をどのようにすべきかについて具体的な対応を考えてみたいと思います．

清水敬樹先生には低心機能・慢性心不全患者の重症肺炎への循環管理のアプローチについて，そして高田哲男先生には慢性呼吸不全—特にCOPD患者の重症肺炎への呼吸管理のアプローチについて，岩下義明先生には慢性腎臓病および血液維持透析患者での皮膚軟部組織感染症への腎・電解質アプローチについて，それぞれガイドラインを越え臨床知ともいえる現場の実践的な対応を存分に述べてもらっています．

4）敗血症の啓発活動

最後に松田直之先生には敗血症啓発活動として，小生も所属している日本集中治療医学会Global Sepsis Alliance委員会の発足から現在までの活動についての紹介と今後の展望をとり上げてもらいました．

おわりに

　従来レジデントノートは，1，2年目の初期研修医向けの雑誌ですが，敗血症はどの科でも遭遇する疾患であることを考え，出版社には無理を言って内容としてシニアレジデントから専門各科に進むくらいの年次の医師にとっても読み応えがあり，即効性が高いものをめざしました．本特集が，若手の先生方のER，救急病棟，ICU/CCUでの診療の質の向上に寄与し，また心強い味方となってくれることを願ってやみません．

Profile

大野博司
Hiroshi
Oono

洛和会音羽病院ICU/CCU
生命の危機にある患者が助かるための努力を惜しまないこと，どんな不利な状況下でも患者・家族に希望を与えられるよう笑顔でいられること，自分のやりたいことを形にしてくれるICUスタッフ・病院上層部への感謝，いつもあたたかく見守り続けてくれる妻への感謝―『努力，笑顔，感謝』の3つを大切に悪戦苦闘の日々がまだまだ続きます．

特集　敗血症を診る！ リアルワールドでの初期診療

敗血症診療総論 ①
新診断基準 Sepsis-3 の従来（SIRS）からの変更点

薬師寺泰匡

① 敗血症は臓器障害に着目して新診断基準がつくられた
② 新診断基準もパーフェクトではない！ 使いこなすことが重要
③ キーポイントは呼吸と乳酸！

はじめに

　2016年2月, 敗血症（sepsis）の定義と診断基準が大々的に覆されました. 敗血症が一体どういうもので, どのように診断されてきたか, またどのように診断するのが適切なのか, 実際の診療の場ではどうしたらよいのか. これまでの診断基準と新診断基準を見直しながら考えてみましょう.

症例

症例：48歳, 女性
現病歴：3日前に尿管結石の診断を受けて, 鎮痛薬を処方されている. 来院日の夕食後から元気がなく, 呼びかけに反応が鈍いことを娘が心配し救急要請.
既往歴：尿管結石
内服歴：ロキソプロフェン, レバミピド
来院時現症：心拍数 88回/分, 血圧 90/50 mmHg, 呼吸数 28回/分, SpO_2 98 %（room air）, 体温 37.8 ℃, GCS 3-5-6. 右腰部に叩打痛あり. その他, 特記すべき所見なし.

1 敗血症と診断基準

1) 敗血症はイメージしにくい

　　皆さんは敗血症の人を想像してくださいとお願いしたら，すぐに思い浮かべることができますか？上記症例の人は敗血症でしょうか？判断が難しいですよね．まずは敗血症ってどういう状態かという話をします．

　　生体に何らかの病原体が入り込むと，それを認識してさまざまな分子が発現して，炎症をはじめとした免疫反応や，免疫反応をコントロールするための免疫抑制反応が起こります．これらの反応の調整がつかなくなり，臓器障害につながり死に至ってしまうのが敗血症です．種々の臓器で障害が起こり得ますし，感染臓器によっても症状が異なり，重症度もさまざまなので病像が描きにくいことと思われます．定義や診断基準も一言でスパッとは決めにくいのです．

2) 敗血症診断の歴史 (Sepsis-1まで)

　　sepsis（敗血症）の語源はギリシア語で崩壊や腐敗を表すseptikosです．ヒポクラテスの時代からsepsisの概念はあり，大腸由来の有害物質が起こす自家中毒をさしていました[1]．1914年にSchottmüllerが「細菌の血流感染による侵襲」を「septicemia」と定義し，その後，近年まで菌血症と重症感染症の病態の混同が続いていました[2]．定義が曖昧なままだと対応も困難です．そこで，1989年にBoneらが提唱した「sepsis syndrome」という概念を元に，1991年に米国の集中治療医らにより「感染による全身性炎症反応症候群（Systemic Inflammatory Response Syndrome：SIRS）」が提唱され（表1），sepsisは「**感染によって発症したSIRS**」と定義されました（Sepsis-1）[3]．このときの診断基準は，**感染症を背景に，「SIRSスコアを2項目以上満たすもの」**とされています．そして，臓器障害や循環不全，血圧低下を伴うような敗血症はsevere sepsis，適切な補液でも血圧低下が続くsevere sepsisはseptic shockと定義されました．

> ☞ **ここがポイント**
> 旧敗血症の定義は「感染＋SIRS（炎症）」．

表1 SIRSスコア

呼吸	呼吸数＞20回/分　もしくは　$PaCO_2$＜32 mmHg
脈拍	脈拍数＞90回/分
体温	体温＜36℃　もしくは　38℃＜体温
白血球	白血球数＞12,000 /mm³, もしくは　白血球数＜4,000 /mm³, または　幼若白血球＞10％

感染が疑われる状況で2項目以上満たすと敗血症と診断する．
文献3より作成．

3）敗血症診断の歴史（Sepsis-2まで）

　当時Sepsis-1は，感度は高いが特異度が低いといった問題がよく指摘されました．呼吸が早く体温が高ければ基準を満たしますので，皆さんおなじみのインフルエンザでも簡単に基準を満たしてしまいます．敗血症は感染契機の重症病態だと考えられていたはずなのに，軽症を拾い上げすぎてしまうと診断基準としては問題です．それに前述の通り，敗血症のときに起こるのは炎症だけではありません．そういうわけで，2001年に米国や欧州の専門家も交えて検討がなされ，今度は敗血症を「**感染による全身症状を伴った症候**」とし，さらに24項目からなる詳細な診断基準（Sepsis-2）が新しく作成されました．表を載せようと思いましたが割愛します（24項目も私は覚えられません）．

4）敗血症診断の歴史（Sepsis-3まで）

　Sepsis-2ができても世の中はあまり変わりませんでした．この診断基準はやっぱり覚えられませんし，24項目のうちいくつ満たすと敗血症なのかという明確な基準もありませんでした．さらに診断の感度・特異度はSepsis-1とあまり変わらないといった指摘もあり，結局SIRSスコアが用いられたのです[4]．しかしそのSIRSスコアも，重症敗血症とみなされた患者の12％は集中治療室（ICU）入室時に1項目しか満たさないなどという報告もあり，見直しを迫られます[5]．こうして2016年，今度は臓器障害に焦点をあてて，敗血症を「**感染に対する制御不能な宿主生体反応の調節不全による，生命を脅かす臓器障害**」，診断基準を「**感染が疑われ，SOFAスコアが2点以上増加したもの**」とし，敗血症性ショックも定義しなおされました（Sepsis-3：**表2**）[6]．

　SOFAスコア（**表3**）は1994年，ICUで臓器障害の度合いを測る目的で作成されたものです[7]．"生命を脅かす臓器障害"という定義に合致するよう，米国を中心とした大規模データベースをもとに院内死亡率をよく反映するスコアリングシステムを検討した結果，これが選ばれました．SOFAはICUで用いられるスコアリングですから，一般病棟や救急外来などでも敗血症診断につなげる方法がほしいところです．そこで，Sepsis-3では敗血症を疑うためのツールとしてquick SOFA（qSOFA）というものがつくられました．qSOFAは，ICU以外の場において「意識の変容＝GCS15未満」「収縮期血圧100 mmHg以下」「呼吸数22回/分以上」のうち2項目を満たすかどうかを判断するものです．これを満たす場合にはICUに入室し，SOFAを用いて敗血症診断を試みてくださいということになっています．

> **ここがポイント**
> 敗血症の新定義は「感染＋臓器障害」．

表2 Sepsis-3：敗血症および敗血症性ショックの新しい定義と診断基準

sepsis（敗血症）	
定義	感染に対する制御不能な宿主生体反応の調節不全による，生命を脅かす臓器障害
診断基準	感染が疑われ，SOFAスコアが2点以上増加したもの
septic shock（敗血症性ショック）	
定義	sepsisのうち，実質的に死亡率を上昇させるほどの循環，細胞，代謝の異常を呈するもの
診断基準	十分な輸液負荷にもかかわらず，平均動脈圧65 mmHg以上を維持するために血管作動薬を必要とし，かつ血清乳酸値が2 mmol/Lを超えるもの

文献6より作成.

表3 SOFA（Sequential Organ Failure Assessment）スコア

	0	1	2	3	4
呼吸 PaO$_2$/FiO$_2$（mmHg）	≧400	<400	<300	<200 人工呼吸	<100 人工呼吸
凝固 血小板数（×1,000/μL）	≧150	<150	<100	<50	<20
肝臓 ビリルビン値（mg/dL）	<1.2	1.2〜1.9	2.0〜5.9	6.0〜11.9	>12.0
心血管系 血圧と循環作動薬	低血圧なし (MAP≧ 70 mmHg)	MAP< 70 mmHg	DOA ≦5μg/kg/分 or DOB	DOA>5 or AD≦0.1 or NAD≦0.1	DOA>15 or AD>0.1 ot NAD>0.1
中枢神経系 GCS	15	13〜14	10〜12	6〜9	<6
腎臓 クレアチニン値（mg/dL） 尿量	<1.2	1.2〜1.9	2.0〜3.4	3.5〜4.9 or <500 mL/日	>5.0 or <200 mL/日

MAP：平均動脈圧，DOA：ドパミン，DOB：ドブタミン，NAD：ノルアドレナリン.
文献6より引用.

2 新診断基準の問題点

1）敗血症の診断

　　　　最初の症例では，SIRSスコアは来院時点で1項目しか満たしませんが，新診断基準では敗血症が疑われます．Sepsis-1でもSepsis-3でも呼吸回数は診断基準の要素として共通しており，とても大事なので**毎回必ず呼吸回数は注意**してください．発熱や脈拍は内服薬や加齢で変動しうるので要注意です．Sepsis-3ではこういった症例に対しても敗血症を疑うきっかけができたのはよいですね．

　　　ただし新診断基準にも弱点はあります．例えば，臓器障害を起こしかけている初期の症例はスコアの変動が乏しく取りこぼすかもしれません．早期介入をめざすうえでは，取りこぼしは避けたいところです．また診断に20世紀のスコアリングシステムであるSOFAを

用いているため，現在ではあまり使用されなくなったドパミンが記載されているほか，診断のために動脈血圧を測定しなければならず，日本の一般外来診療や救急診療においては，やや現実的ではありません．ICUに軽症患者さんを次々入院させるわけにはいきませんので．それから，ICU以外の場ではqSOFAを使うことになりますが，これも疑うキッカケにできるかもしれないという一方，スクリーニングに有用かどうかは今後も慎重に見極めなくてはなりません．qSOFAもSOFAも基準を満たさない場合には，経過観察しながらスコアリングをし直す必要がありますが，いつし直すか？という質問に対して適切な回答は今のところありません．また新旧基準に言えることですが，感染症を疑わないことには何もはじまりません．これについては「**人が急性変化を伴っていたら感染を疑え**」としか言いようがないです．

2） 敗血症性ショックの診断

旧診断基準では敗血症性ショックの基準がやや曖昧でした．新診断基準では血圧と血清乳酸値のラインが明確で線引きがはっきりしました．乳酸を用いていることで**末梢循環不全もショックと捉える**という明快な考えも伝わります．もちろん，十分な輸液って何だろうという疑問や，血清乳酸値測定のタイミングはいつなのかという疑問は残りますので，今後もより明確な診断基準を求めて研究が必要です．

3） 問題点との折り合い

当院では来院時に血圧が保たれていたとしても，頻呼吸であったり，発熱の割に脈拍が速かったりした場合には積極的に動脈血ガス測定をして血清乳酸値を測定しています．血圧が低くなくても，血清乳酸値が上昇している場合には死亡率が高まることも指摘されていますので，できる限り早期に拾い上げたいところです[8]．

また血清乳酸値が高値の場合は，輸液1,000 mL投与時，輸液2,000 mL投与時に再度動脈血ガス測定を行います．輸液反応性が乏しければ過剰輸液を避けたい気持ちからも早々にカテコラミン投与を行いたいので，このようなタイミングとなっています．なお輸液を1,000 mLも入れるような人はその後も循環動態を把握しつつ血清乳酸値測定をしたいので，その時点でAラインを確保することが多いです．多くの日本の医療機関では，SOFAのスコアリングはICU入室時ではなく，診察や診断を進める流れのなかで行うことになると思います．またICU入室を決断するのはカテコラミン投与やAライン確保をした時点となるでしょう．このあたりも新診断基準と実臨床で折り合いをつけなくてはならないポイントかもしれません．

> ☞ ここがポイント
> 新診断基準も完璧ではない．日常診療に適合する形でうまく利用する必要がある．

おわりに

　防ぎ得た敗血症死を防ぐため，病態を適切に反映して重症病態をきちんと拾い上げられるように敗血症の定義と診断基準は変わってきました．まだまだ課題はあるかもしれませんが，早期認知と適切な介入ができるように新診断基準を使いこなしていただければ幸いです．

引用文献

1) Geroulanos S & Douka ET：Historical perspective of the word "sepsis". Intensive Care Med, 32：2077, 2006
2) Budelmann G：[Hugo Schottmüller, 1867-1936. The problem of sepsis]. Internist (Berl), 10：92-101, 1969
3) Bone RC, et al：Definitions for sepsis and organ failure and guidelines for the use of innovative therapies in sepsis. The ACCP/SCCM Consensus Conference Committee. American College of Chest Physicians/Society of Critical Care Medicine. Chest, 101：1644-1655, 1992
4) Zhao H, et al：An evaluation of the diagnostic accuracy of the 1991 American College of Chest Physicians/Society of Critical Care Medicine and the 2001 Society of Critical Care Medicine/European Society of Intensive Care Medicine/American College of Chest Physicians/American Thoracic Society/Surgical Infection Society sepsis definition. Crit Care Med, 40：1700-1706, 2012
5) Freebairn R & Park M：Systemic inflammatory response syndrome criteria for severe sepsis. N Engl J Med, 373：879-880, 2015
6) Singer M, et al：The Third International Consensus Definitions for Sepsis and Septic Shock (Sepsis-3). JAMA, 315：801-810, 2016
7) Vincent JL, et al：The SOFA (Sepsis-related Organ Failure Assessment) score to describe organ dysfunction/failure. On behalf of the Working Group on Sepsis-Related Problems of the European Society of Intensive Care Medicine. Intensive Care Med, 22：707-710, 1996
8) Casserly B, et al：Lactate measurements in sepsis-induced tissue hypoperfusion：results from the Surviving Sepsis Campaign database. Crit Care Med, 43：567-573, 2015

Profile

薬師寺泰匡 Hiromasa Yakushiji

岸和田徳洲会病院 救命救急センター
救急科専門医，日本集中治療医学会 GSA 委員会委員
ブログ「@ER×ICU　救急医の日常」や，日経メディカルオンラインのコラム「だから救急はおもしろいんよ」で情報発信中．また若手救急医のNPO団体「EM Alliance」からER診療の楽しさを広めるべく活動している．敗血症は日々の診療のほか，GSA委員として啓発にも積極的にかかわっている．
皆さんぜひ一緒に救急を志しましょう．救急はおもしろいですよ！

特集　敗血症を診る！ リアルワールドでの初期診療

敗血症診療総論 ②
JSSCG 2016 と SSCG 2016
作成方法からみた診療ガイドラインの上手な使い方

松嶋麻子

① 敗血症診療ガイドラインは診療の「手順書」ではなく「エビデンスブック」である
② 診療ガイドラインではエビデンスの他に各国や地域の考え方，医療事情を考慮して推奨が決められている
③ 診療ガイドラインの推奨を鵜呑みにするのではなく，そのもととなったエビデンスまで戻って考える力を養うことが大切である

はじめに

　皆さんは日本版敗血症診療ガイドライン 2016（JSSCG 2016）[1] および Surviving Sepsis Campaign Guidelines 2016（SSCG 2016）[2] を読みましたか？ はじめてこれらのガイドラインを読んだ方にとっては「日常診療にどのように使ったらいいか，わかり難い」というのが正直な感想ではないでしょうか．「ガイドライン」という言葉には「何かを行ううえでの手順書」というイメージがあり「敗血症診療ガイドライン」というと敗血症の診療を行ううえでの手順が書かれていると期待されたことでしょう．世の中には多くのガイドラインが出されており，なかには「手順書」として診療のやり方を示しているものもありますが，敗血症診療ガイドラインは「手順書」ではなく，診療にかかわる「エビデンスブック」と考えていただくのがよいと思います．

　敗血症診療に限らず，さまざまなガイドラインを上手に日常診療に活かすためには，ガイドラインの作成方法をある程度知っておくことが重要です．ここではまず「診療ガイドライン」について説明したうえで JSSCG 2016 と SSCG 2016 について，作成方法からみた相違について解説します．

1 診療ガイドラインとは

「診療ガイドライン」は「診療上の重要度の高い医療行為について,エビデンスのシステマティックレビューとその総体評価,益と害のバランスなどを考量して,患者と医療者の意思決定を支援するために最適と考えられる推奨を提示する文書」[3]と定義されています.「推奨を提示する文書」のもとになるのは**臨床疑問(clinical question:CQ)**であり,CQは対象患者(patient:P),介入(intervention:I),対照(control:C),結果〔アウトカム(outcome:O)〕の4つの要素(PICO)で構成されています.アウトカムごとにPICOに合致した文献を収集し,**システマティックレビュー(systematic review:SR)**を行い,得られたエビデンスの評価結果に国や地域の考え方,医療事情を考慮して推奨を提示します(図1)[4].

例として筆者が作成委員としてかかわったJSSCG 2016の「敗血症性ショックの初期蘇生において赤血球輸血はいつ開始するか?」というCQで説明します.

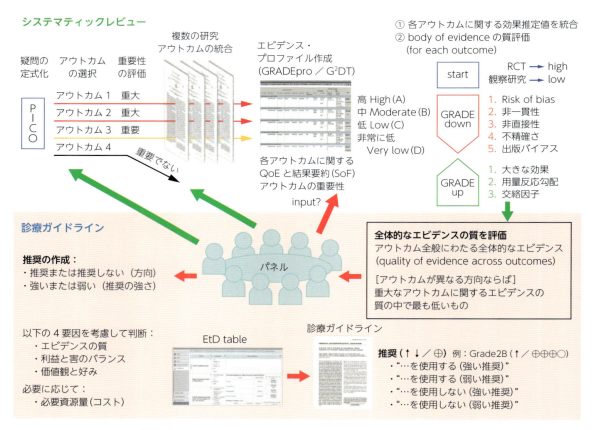

図1 診療ガイドラインにおける推奨提示までのプロセス
文献4より転載.

1）作成方法から読み解く診療ガイドライン

まずCQの立案です．敗血症性ショックの初期蘇生において，SSCG 2012[5]では，ヘマトクリット30％以上を目標に赤血球輸血を行うことがオプションとして提示されましたが，本当にヘマトクリット30％以上を目標に赤血球輸血を行うことが必要かどうかをJSSCG 2016では検討することになりました．「敗血症性ショックの初期蘇生において赤血球輸血はいつ開始するか？」というCQを立案し，PICOをP（患者）：敗血症性ショックの患者，I（介入）：ヘモグロビン値7 g/dL未満で赤血球輸血を行う，C（対照）：ヘモグロビン値10 g/dL（ヘマトクリット30％に相当）未満で赤血球輸血を行う，O（アウトカム）：28日死亡率，臓器障害発生率と定め，敗血症性ショックの初期蘇生の段階を研究対象としている文献を検索しました．

文献検索はseptic shock, red blood cell, erythrocyteをキーワードにインターネットや図書館で可能な限りの文献を検索し，302文献を抽出しました．この文献の内容を精査し，PICOに合致した論文のみを抽出したところ2文献が残りました．この2文献の結果を統計学的に統合（メタアナリシス）したところ，赤血球輸血を開始するタイミングにより28日死亡率，臓器障害発生率に有意な差は認められませんでした．つまり，敗血症性ショックの初期蘇生においてヘモグロビン値10 g/dLを目安に輸血を行うことをサポートするエビデンスはないという評価結果です．

この評価結果に加え，日本では厚生労働省の「血液製剤の使用指針」[6]に則って診療を行うことが求められていることを考慮して，このCQの解答としては「敗血症性ショックの初期蘇生において，赤血球輸血はヘモグロビン値7 g/dL未満で開始することを推奨する」と決まりました．

2）診療ガイドラインの上手な使い方

このように，日常診療の疑問をCQとしてPICOの形式に定め，決められた方法で一つひとつ答え（推奨）を示しているのが「診療ガイドライン」です．1つの診療ガイドラインの作成には膨大な人手と時間が必要ですが，89個のCQを扱ったJSSCG 2016は日本救急医学会と日本集中治療医学会の合同委員会・ワーキンググループで2年以上の年月を費やし，日本で最大規模の診療ガイドラインとなりました．

レジデントの皆さんが敗血症患者を担当した場合には，いきなり敗血症診療ガイドラインを見ながら診療を開始するのではなく，最初は先輩に倣って，または手順本などで敗血症診療の手順を学び，患者さんを実際に診療することが大切です．そのうえで，**自分たちの診療がどのようなエビデンス，考え方に基づいて行われているのかをJSSCG 2016またはSSCG 2016で確認する**のが，敗血症においての上手な診療ガイドラインの使い方だと思います．

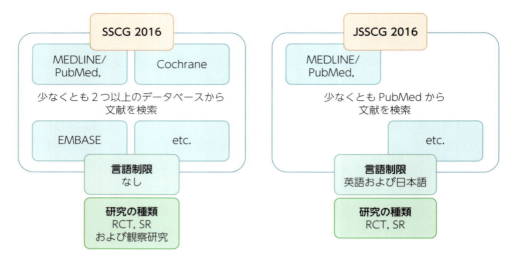

図2 JSSCG 2016とSSCG 2016の違い（エビデンスの収集）
RCT：randomized controlled trial，SR：systematic review.

2 JSSCG 2016とSSCG 2016の相違

　インターネットを通じて，PubMedなどのデータベースを検索すると，世界中のさまざまな国，地域の文献を手に入れることができます．このため，診療ガイドラインのもとになるエビデンスは，世界共通といえる時代になりました．では，同じエビデンスを用いながら，JSSCG 2016とSSCG 2016にはどんな違いがあるのか，それが皆さんの日常診療にどのようにかかわるかを説明します．

1) JSSCG 2016とSSCG 2016におけるエビデンスの評価と推奨提示

　JSSCG 2016で文献検索の対象としたデータベースはPubMedです．アクセスのしやすさと，日常診療に大きな影響を及ぼす重大な文献はほぼPubMedに掲載されているという判断によります．また，対象言語は日本語または英語に限定することとしました．さらに，作成のために費やせる時間と人手の制限を考慮して対象とする文献はrandomized controlled trial（RCT）とsystematic review（SR）としました．これに対し，SSCG 2016はJSSCG 2016よりはるかに多くの人手，予算を用いて複数のデータベースから言語への制限なく，すべての臨床研究を対象に文献検索が行われています（図2）．その結果，**観察研究を含むか否かにより推奨の程度が異なるCQはみられますが，これらの文献検索の違いがJSSCG 2016とSSCG 2016で推奨を逆転させるような大きな違いには至っていません**．しかし，推奨を作成する段階では，エビデンスの評価で示される有益性と有害性のバランスだけではなく，**国や地域による価値観，考え方，医療事情も反映されるため，それらが異なるJSSCG 2016とSSCG 2016ではエビデンスの評価が同じでも推奨がやや異なる**という結果になっています（図3）．

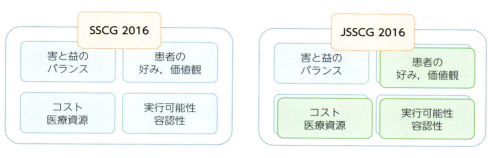

図3 JSSCG 2016とSSCG 2016の違い（推奨過程）
推奨を作成する段階では，国や地域による価値観，考え方，医療事情も反映される．

2) JSSCG 2016とSSCG 2016の使い方

　では，皆さんはどちらのガイドラインを参考にするべきでしょうか．現時点では，歴史のあるSSCGの方が観察研究も含む網羅的な文献検索が行われているため，レジデントの皆さんがエビデンスブックとして勉強するにはSSCG 2016はとても役に立つと思います（わかりやすい英語で書かれています）．一方，日常診療で参考にするのは日本人の考え方，日本の医療事情を考慮したJSSCG 2016の方が望ましいと言えるでしょう．

おわりに

　いかがでしたか？敗血症診療ガイドラインは数年ごとに膨大な文献をまとめたエビデンスブックです．レジデントの皆さんには，診療ガイドラインの推奨を鵜呑みにするのではなく，なぜその推奨となったのか，どのような状況でその推奨があてはまるのかをガイドラインのもとになったエビデンスまで戻って考えられるようになっていただきたいと思います．診療ガイドラインを皆さんの研鑽にぜひ役立ててください．

引用文献

1）日本版敗血症診療ガイドライン2016作成特別委員会：日本版敗血症診療ガイドライン2016．日集中医誌，24：S1-S232，2017
2）Rhodes A, et al：Surviving Sepsis Campaign：International Guidelines for Management of Sepsis and Septic Shock：2016．Intensive Care Med，43：304-377，2017
3）「Minds診療ガイドライン作成マニュアル2017」（小島原典子，中山健夫，森實敏夫，山口直人，吉田雅博/編），公益財団法人日本医療機能評価機構EBM医療情報部，2017
http://minds4.jcqhc.or.jp/minds/guideline/pdf/manual_all_2017.pdf
4）「診療ガイドラインのためのGRADEシステム 第2版」（相原守夫/著），凸版メディア，2015
5）Dellinger RP, et al：Surviving sepsis campaign：international guidelines for management of severe sepsis and septic shock：2012．Crit Care Med，41：580-637，2013

6)「血液製剤の使用指針」平成29年3月 厚生労働省医薬・生活衛生局
　　http://www.mhlw.go.jp/file/06-Seisakujouhou-11120000-Iyakushokuhinkyoku/0000161115.pdf

Profile

松嶋麻子 Asako Matsushima

所属：名古屋市立大学大学院 医学研究科 先進急性期医療学
専門：救急医学全般

少子高齢化で社会の構造や人々の価値観が大きく変化する今日，既存の概念にとらわれることなく，柔軟な発想で社会を見つめ，医療を考えることが重要だと思っています．レジデントの皆さんには，目の前の患者さんをよく診て自分たちに何ができるかを常に考えるようになっていただきたいです．

Book Information

教えて！ICU Part 3
集中治療に強くなる

著／早川 桂

□ 定価（本体3,900円＋税）　□ A5判　□ 229頁　□ ISBN978-4-7581-1815-6

● 教科書には載っていない，ICUの現場で日頃気になっている疑問やアレコレを，カンファレンス形式でやさしくレクチャー！
● Part1，Part2と3冊セットで読めばさらに役立ちます！

ICUに関する疑問を研修医目線でやさしく教えます！

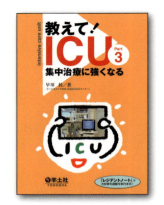

発行 羊土社

特集　敗血症を診る！ リアルワールドでの初期診療

ケースから考える敗血症初期診療 ①
リアルワールドでの敗血症診断と初期抗菌薬選択

近藤　豊

① ICU以外での敗血症の診断にはquick SOFA（qSOFA）スコアを活用する
② 敗血症の診断後には，血液培養を含めた各種検体を採取した後，すみやかに抗菌薬を投与する
③ 適切な初期抗菌薬を選択することにより患者の予後を改善させたり，耐性菌増加を抑制させることができる

はじめに

　現在，世界では約2,700万人が敗血症に罹患し，うち約800万人が死亡しているといわれており，とても頻度の高い疾患となっています．2016年に「敗血症および敗血症性ショックの国際コンセンサス定義 第3版（Sepsis-3）」が発表され，長らく使われてきた定義が変更されました．この新しい敗血症の診断基準によると，外来や病棟ではquick SOFA（qSOFA：表1），集中治療室ではSOFAスコアを使うことが提案されています．これらの診断基準の変更により従来の敗血症の定義に比べ臓器障害が重視され，またqSOFAの使用で敗血症は今後，より早く，そして正確に診断できるようになると思われます．さらに敗血症の診断の後には，初期抗菌薬の投与が必要不可欠ですが，その使用方法についても今回一緒に勉強していきましょう．

表1 qSOFAスコア

項目	点数
収縮期血圧 100 mmHg 未満	1
呼吸数 22回/分 以上	1
意識状態の変化	1

感染症が疑われた患者で上記の3項目のうち2項目以上が陽性となると敗血症の可能性が高いと判断できる．

1 肺炎と敗血症

症例1

68歳，男性．大きな既往なし．5日間続く咳嗽を主訴に救急外来を受診した．来院時のバイタルサインは血圧 120/70 mmHg，脈拍110回/分，呼吸数 30回/分，Glasgow Coma Scale（GCS）13点，体温39.1℃．聴診にて右下肺野に holo inspiratory crackle を聴取する．血液検査所見はWBC 14,000/μL，CRP 8.8 mg/dL，プロカルシトニン（procalcitonin：PCT）値が5.14 ng/mLであった．喀痰のグラム染色では白血球の貪食を伴う多数の gram positive diplo-coccus（GPDC）が認められた．予防接種歴は不明である．

1）肺炎による敗血症の診断と初期抗菌薬選択

この患者さんは肺炎が疑われますが，入院加療が必要でしょうか，それとも外来通院で大丈夫でしょうか．また初期抗菌薬はどのように選択すればよいでしょうか．一緒に考えてみましょう．

❶ この患者さんは敗血症でしょうか？

救急外来での敗血症の診断には前述のqSOFAスコアを使用します．今回の症例では肺炎が疑われ，呼吸数が30回/分と頻呼吸を呈しているのと，GCSが13点（正常は15点）と意識状態の変化が認められることから2項目が陽性となるため敗血症と診断できます．診断後は各種培養の検体を採取後，すぐに初期抗菌薬の投与も開始するようにしましょう．

❷ 肺炎球菌性肺炎で気をつけるべきことは？

今回の症例は喀痰のグラム染色の結果より肺炎球菌性肺炎による敗血症が最も疑われました．肺炎球菌性肺炎は市中肺炎（community-acquired pneumonia：CAP）のなかでは最も頻度が高く，また死亡患者数も肺炎のなかでは最多となっている疾患です．通常，ペニシリン系やセフェム系抗菌薬で治療をします．肺炎球菌は自己融解するため喀痰培養で検出されない[2]場合がありますので，喀痰のグラム染色が非常に重要となります．また

表2 肺炎の重症度スコアであるCRB-65

- **C**onfusion（不穏）
- **R**espiratory Rate（呼吸数）：30回/分以上
- **B**lood Pressure（血圧）：収縮期血圧90 mmHg以下，拡張期血圧60 mmHg以下
- **A**ge（年齢）：**65**歳以上

肺炎の診断で上記を満たすものが，
0項目：低リスク，外来通院
1，2項目：中リスク，入院考慮
3，4項目：高リスク，緊急入院
肺炎患者に上記のスコアを用いることにより肺炎の治療に関して外来通院，入院，緊急入院の状態をおおまかに判別できます．

肺炎全般に言えることですが，あまり血液培養が陽性となりません．そのため尿中肺炎球菌抗原の検査も有効ではありますが，肺炎球菌に感染して数カ月間ずっと検査が陽性となることがあります．また共通抗原をもつ*Streptococcus mitis*感染でも陽性となってしまうので注意しましょう．

❸ 初期抗菌薬の選択

治療ですが，近年ペニシリン耐性の肺炎球菌（PRSP）が増えていますのでペニシリン系抗菌薬の投与には注意が必要です．この症例では喀痰のグラム染色ですぐに肺炎球菌性肺炎が疑われましたが，PRSPの可能性も考えて第3世代セフェム系抗菌薬を初期抗菌薬として選択しました．またマクロライドの併用療法について感染症科に相談しながら考慮する場合もあります．

【症例1の処方例】
この症例では，セフトリアキソン（ロセフィン®）2 gを1日1回使用しました．
薬の調整と投与方法：1 gあたり注射用水1.88 mLに溶解した後に50 mLの生理食塩水に混ぜて30分以上かけて点滴静注．

❹ CRB-65とqSOFAスコア

敗血症診断スコアのqSOFAですが，敗血症の診断以外でも用いられます．従来，肺炎の重症度スコアにはA-DROPやCRB-65（表2）が使用されてきましたが，救急外来でのqSOFAの使用が肺炎の重症度スコアとして役に立つという報告が2016年に発表されています[3]．その報告では，CRB-65よりもqSOFAの方が，死亡やICUの入室予測に役立ったと結論付けています．CRB-65は長らく肺炎の重症度スコアとして使用されてきたのでおもしろい結果であると思いますし，qSOFAは肺炎の入院の必要性の判断にも役立つ可能性があるといえます．この症例ではqSOFA 2点，CRB-65も2点であったことから入院が必要と判断しています．

2）CRPを敗血症の診断に使っていませんか？

CRPは敗血症の診断基準には含まれていませんし，CRP単独の検査よる敗血症の診断では不十分だということは多くの研究からわかってきています．CRPは敗血症だけでなく，悪性腫瘍，外傷・熱傷，自己免疫疾患，心筋梗塞など多くの疾患で上昇してしまうのです．日本ではよくCRPが使用されていますが，米国やヨーロッパではPCTが敗血症の補助診断として使用されています．いずれの場合でもこれらのバイオマーカーはあくまで補助診断のツールですので，事前確率を上げることが非常に重要です．つまりこれらの検査をルーチンにするのでなく，敗血症を疑った場合に検査を実施する，ということが大切になります．

> **ここがピットフォール**
> 肺炎球菌は自己融解して喀痰培養が陽性とならないことがあるので要注意！

> **ここがポイント**
> 救急外来での肺炎による敗血症では，qSOFAスコアを用いた敗血症診断と喀痰グラム染色をもとにした初期抗菌薬のすみやかな投与が重要！

2 尿路感染症と敗血症

症例2

36歳，女性．2日間継続する悪寒・戦慄を主訴に救急外来受診．来院時のバイタルサインは血圧87/60 mmHg，脈拍120回/分，呼吸数28回/分，GCS 15点，体温39.8℃．咳はないが，尿の混濁，排尿時痛を認める．身体所見にて右背部叩打痛を認める．今までに性行為感染症（sexually transmitted diseases：STD）の既往はない．月経が遅れているとのこと．

1）尿路感染症による敗血症の診断と初期抗菌薬選択

尿路感染症はよく，"ウロセプシス（Uro-Sepsis）"と呼ばれ敗血症になりやすいことが知られています[4]が，どうして尿路感染症は敗血症になりやすいのでしょうか．

● 尿路感染症は敗血症になりやすい！

腎杯や前立腺部尿道は解剖学的に静脈の走行と近い場所にあるため，細菌が直接静脈内に移動しやすいことが知られています．そのため腎盂腎炎による敗血症になりやすく，また血液培養からも起因菌が検出されることも稀ではありません．なお基礎疾患がない腎盂腎炎を単純性，基礎疾患があるものを複雑性と呼びます．単純性腎盂腎炎の起因菌としては，最も多いものが大腸菌 *Escherichia coli* であり約70％を占めるといわれています．一方で複雑性腎盂腎炎の場合，起因菌はさまざまであり，尿のグラム染色や培養検査結果を見ながら初期抗菌薬を選択することになります．

❷ **この患者さんは敗血症か？**

　腎盂腎炎が疑われ，収縮期血圧90 mmHg以下で頻呼吸を認めており，qSOFAスコアが2項目陽性となるため敗血症と診断できます．血液培養を2セット，尿のグラム染色，培養検体を採取後に，できるだけはやく初期抗菌薬を投与することが望まれます．

❸ **STDの可能性はあるのか？**

　多くの場合，STDの可能性は病歴聴取で疑うことができます．病歴聴取では，過去のSTDの既往の有無，パートナーの存在，避妊の有無，月経周期などを聴取します．STDの場合にはセフェム系抗菌薬単独では無効のことも多く，起因菌に合わせてテトラサイクリン系，マクロライド系，ニューキノロン系などの抗菌薬を使用します．この症例も問診でSTDの可能性を否定しています．

2）妊娠と尿路感染性敗血症

　若い女性が尿路感染性敗血症となっているのを見たら，必ず妊娠の有無を考えておかなくてはなりません．その理由ですが，1つは妊娠自体が尿路感染症を起こしやすくなるためです．妊娠中は血中プロゲステロン値が高くなるため尿路系平滑筋に対して弛緩的に働くこと，また増大した子宮が尿管を圧迫することなどが知られています．また妊娠時の無症候性細菌尿の割合は2〜7％で非妊娠時に比べて高くなり，腎盂腎炎のリスクとなるともいわれています．

　若い女性が尿路感染性敗血症となったときに妊娠を考える2つ目の理由ですが，妊娠をしている場合ニューキノロン系抗菌薬の使用は一般的に禁忌とされているためです．しかしながら近年では妊婦でも使用できるとの報告もあり，その安全性に関しては今後検証される必要があります．また腹部CT検査や造影剤の使用等も被曝や催奇性の問題から使用を極力控えた方がよいことも理由の1つです．

　前述のとおり，通常の単純性腎盂腎炎の場合の起因菌はほとんどが耐性のない大腸菌ですので，妊娠の可能性がある場合にはセフェム系抗菌薬の使用が望ましいと思います．本症例では月経が遅れていることから妊娠の可能性もあり，初期抗菌薬として第3世代セフェム系抗菌薬で治療しています．また妊娠中の敗血症は流産や早産のリスクにもなりますので，すみやかに治療を開始しましょう．

【症例2の処方例】
　この症例では，セフトリアキソン（ロセフィン®）2 gを1日1回使用しました．
　薬の調整と投与方法：1 gあたり注射用水1.88 mLに溶解した後に50 mLの生理食塩水に混ぜて30分以上かけて点滴静注．

☞ **ここがピットフォール**
　尿路感染症は敗血症を起こしやすく重症化しやすい！

> **☞ ここがポイント**
> 女性の尿路感染性敗血症をみたら，妊娠の有無の鑑別を！

3 壊死性筋膜炎による敗血症

症例3
56歳，男性．糖尿病の既往あり．左下肢の疼痛を主訴に救急外来を受診．来院時のバイタルサインは血圧77/48 mmHg，脈拍132回/分，呼吸数28回/分，GCS 10点，体温39.2℃．左下肢の皮膚に強い発赤と水疱形成を認める．

1）壊死性筋膜炎による敗血症とは

❶ 病態，起因菌，予後，治療

壊死性筋膜炎は四肢や陰部の皮下脂肪組織もしくは浅層筋膜に発生する急性細菌性炎症であり，感染部の疼痛・腫脹・発赤・水疱形成・壊死や全身症状（発熱，全身倦怠感）を認めます．基礎疾患のない患者に多い起因菌としてA群β溶血性連鎖球菌，糖尿病などの免疫抑制状態にある患者などに多い起因菌として*Bacteroides Flagilis*，*PeptoStreptococcus anaerobius*などの嫌気性菌があげられます．予後は非常に悪く，抗菌薬投与と併せて外科的デブリードマンが必要となります．

❷ Fournier症候群

Fournier症候群は外陰部を中心に進行する壊死性筋膜炎であり，1883年にフランス人の医師Fournier氏により報告されました[5]．中高年の男性に多く，主に男性の外陰部を中心に発生するのは外陰部の皮下組織が血流が乏しく，細菌が増殖しやすいためと考えられていますがはっきりとした機序はわかっていません．こちらも予後の非常に悪い疾患です．

2）壊死性筋膜炎による敗血症の診断と初期抗菌薬選択

❶ 壊死性筋膜炎による敗血症はショックや多臓器不全を伴うことが多い

壊死性筋膜炎はショックや多臓器不全を伴いやすいですが，この理由として起因菌による毒素の放出があります．A群溶血性連鎖球菌によるtoxic shock like syndrome（TSLS）や黄色ブドウ球菌によるtoxic shock syndrome（TSS）などが有名です．壊死性筋膜炎の急激な進展と起因菌による毒素の放出などからショックや多臓器不全に移行しやすいのです．

❷ 敗血症の診断と初期抗菌薬選択

壊死性筋膜炎であっても，救急外来での敗血症の診断は他の疾患と同様にqSOFAスコアを使用し，すみやかに治療に移行させましょう．なお，この患者はqSOFAが3項目陽性の壊死性筋膜炎で致死率の高い症例です．またこのケースを含め多くの壊死性筋膜炎による

敗血症はICU治療がほぼ必須であるため，救急外来で初期治療開始後，ICUでSOFAスコアでも評価することになると思われます．壊死性筋膜炎の抗菌薬としてペニシリン系，クリンダマイシンの併用療法などがあげられます．この症例は既往に糖尿病もあることから初期抗菌薬としてピペラシリン・タゾバクタム配合剤，クリンダマイシン，バンコマイシンの同時併用を選択し，外科的デブリードマンと高気圧酸素療法も併用しました．その後起因菌に合わせて抗菌薬を変更しています．

【症例3の処方例】
　ピペラシリン・タゾバクタム配合剤（ゾシン®）4.5 g 8時間ごと＋クリンダマイシン（ダラシン®S）600 mg 8時間ごと＋バンコマイシン1 g 12時間ごとを使用しました．

> ☞ ここがピットフォール
> 壊死性筋膜炎による敗血症はショックや多臓器不全をきたしやすい！

> ☞ ここがポイント
> 壊死性筋膜炎による敗血症では，初期抗菌薬の投与とともに外科的デブリードマンの実施を！

4 感染源不明の敗血症

症例4

49歳，男性．1週間続く微熱を主訴に救急外来受診．来院時のバイタルサインは血圧 132/89 mmHg，脈拍115回/分，呼吸数 24回/分，GCS 15点，体温37.1℃．聴診にて軽度の収縮期雑音を認める．来院する前にアセトアミノフェン400 mgを服用している．

1）敗血症と診断できない？

● qSOFAスコアの問題点

　この患者さんは呼吸数が24回/分と軽度の頻呼吸を認めるものの，収縮期血圧やGCSの低下はなくqSOFAスコア1点でした．それではこの患者は敗血症ではないのでしょうか．救急外来で採血をして経過観察していたところ，徐々に熱が上がってきました．体温は38.9℃まで上がり，それに伴い本人がボーっとしてきたとのことでGCSは13点に変化しました．この時点ではqSOFAスコアが2項目陽性となり，敗血症と診断できます．この患者さんは来院する前にアセトアミノフェン400 mgを服用していたとのことで，薬の効果により発熱が抑えられ意識レベルも保たれていたというケースです．

　このようにqSOFAは完璧なスコアではなくいろいろな問題点があります．例えば救急車内やドクターヘリなど病院前の状況ではバイタルサインを正確にとるのが難しく，qSOFA

の信頼性はより低くなります．qSOFAの長所と短所をきちんと理解しておきましょう．

2）感染源不明の敗血症の初期抗菌薬選択

感染源が不明の敗血症では，培養検体の採取がとても重要となります．起因菌がわかると感染源が推測できるからです．症例4では，ペニシリン感受性の連鎖球菌が血液培養から検出され，心エコー検査で弁に疣贅が認められたことから感染性心内膜炎の診断となりました．そのため広域抗菌薬からペニシリンGとゲンタマイシンの併用療法に変更し，治療をしています．初期抗菌薬選択では感染源が全く不明であれば，鑑別疾患をカバーできるような広域抗菌薬の選択が必要となりますが，感染源や起因菌が判明した時点でde-escalation（デ・エスカレーション）をすることが望まれます．

【症例4の処方例】
　ベンジルペニシリン（ペニシリンG）400万単位 4時間ごと＋ゲンタマイシン（ゲンタシン®）60 mg 8～12時間ごとを使用しました．

最後に敗血症を起こす代表的な市中感染症に対するエンピリックな抗菌薬を示します（表3）．

> ☞ ここがピットフォール
> 敗血症の診断はときに治療でマスクされることがある！

表3　敗血症を起こす市中感染症に対するエンピリックな抗菌薬の使用例

① 呼吸器		① セフトリアキソン（ロセフィン®）2 g 24時間ごと または ② セフォタキシム（セフォタックス®）1 g 6～8時間ごと
② 尿路		① セフトリアキソン（ロセフィン®）2 g 24時間ごと または ② セフォタキシム（セフォタックス®）1 g 6～8時間ごと 上記にゲンタマイシン（ゲンタシン®）120～180 mg 24時間ごとを併用してもよい
③ 腹腔内	胆道系	① セフメタゾール（セフメタゾン®）1 g 8時間ごと 　重症の場合，ゲンタマイシン（ゲンタシン®）120～180 mg 24時間ごと を追加 　もしくは ② セフォタキシム（セフォタックス®）1 g 8時間ごと＋クリンダマイシン（ダラシン®S）600 mg 8～12時間ごと ③ ピペラシリン/タゾバクタム（ゾシン®）4.5g 8時間ごと
	下部消化管穿孔	① セフォタキシム（セフォタックス®）1 g 8時間ごと＋メトロニダゾール（アネメトロ®）500 mg 8時間ごと ② メロペネム（メロペン®）0.5g 6時間ごと
④ 皮膚・軟部組織		セフトリアキソン（ロセフィン®）2 g 12～24時間ごと＋クリンダマイシン（ダラシン®S）600 mg 8時間ごと
⑤ 中枢神経		髄膜炎の場合，起因菌がわかるまでセフトリアキソン（ロセフィン®）2 g 12時間ごと＋バンコマイシン1 g 12時間ごと＋アンピシリン（ビクシリン®）2 g 4時間ごと

> ☞ **ここがポイント**
> 感染源不明の敗血症では鑑別疾患をカバーできる広域抗菌薬を投与し，その後デ・エスカレーションを行う！

おわりに

今回4つの異なるケースの敗血症を呈示しました．それぞれにおいて敗血症治療の問題点や初期抗菌薬選択の異なる考え方があったと思います．敗血症では，診断から初期抗菌薬投与の思考過程は患者の予後を左右する重要なプロセスですので，適切に理解して日常診療に努めてください．

引用文献

1）Balk RA & Bone RC：The septic syndrome. Definition and clinical implications. Crit Care Clin，5：1-8，1989
2）Barrett-Connor E：The nonvalue of sputum culture in the diagnosis of pneumococcal pneumonia. Am Rev Respir Dis，103：845-848，1971
3）Chen YX, et al：Use of CRB-65 and quick Sepsis-related Organ Failure Assessment to predict site of care and mortality in pneumonia patients in the emergency department：a retrospective study. Crit Care，20：167，2016
4）Wagenlehner FM, et al：Urosepsis：Overview of the Diagnostic and Treatment Challenges. Microbiol Spectr，3：2015
5）Fournier JA：Jean-Alfred Fournier 1832-1914. Gangrène foudroyante de la verge (overwhelming gangrene). Sem Med 1883. Dis Colon Rectum，31：984-988，1988

参考文献・もっと学びたい人のために

1）「日本版 敗血症診療ガイドライン 2016（J-SSCG2016）ダイジェスト版」（日本版敗血症診療ガイドライン 2016作成特別委員会/監），真興交易医書出版部，2017
↑敗血症の診断や初期抗菌薬治療についてももっと詳しく学ぶことができます．

Profile

近藤 豊
Yutaka Kondo

Acute Care Surgery & Critical Care, Department of Surgery, Beth Israel Medical Deaconess Center, Harvard Medical School
琉球大学卒．沖縄県立中部病院で初期研修，聖路加国際病院で後期研修を修了．その後琉球大学医学部附属病院救急部副部長となり，現在はハーバード大学外科所属．レジデントの先生方，一緒に臨床研究やメタ解析をやりませんか？
興味がありましたら，kondokondou2000@yahoo.co.jp まで．

特集 敗血症を診る！リアルワールドでの初期診療

ケースから考える敗血症初期診療 ②
リアルワールドでの初期循環管理

名原　功

① 循環管理を行うには，患者の病態生理を含めた現在の循環動態を評価する力を養う必要があります
② 重症患者は刻一刻と病態が変化します．その都度，くり返し評価を行う必要があります
③ 輸液や昇圧薬は大量投与に伴う副作用に配慮しながら投与します

はじめに

　2001年のRiversらの報告[1]をもとに，敗血症における初期循環管理は劇的に変化しました．EGDT（early goal-directed therapy）の概念を中心に据えたSSC（Surviving Sepsis Campaign）という世界的な敗血症診療キャンペーンで，敗血症の概念が浸透し，院内死亡率の改善が認められました[2,3]．しかし現在，敗血症診療は新たな局面を迎えています．CVP（central venous pressure：中心静脈圧）などの静的指標を用いたRiversのEGDTに否定的な報告が相次ぎ，日本版敗血症診療ガイドライン2016[4]ではEGDTを実施しないことが弱く推奨されるまでになりました．すなわち，重症患者において，治療成績の向上に伴い，画一的な治療（EGDT）は限界を迎え，それぞれの患者の病態にあったテーラーメイドな治療介入が求められる局面となりました．ここでは，低血圧を伴う敗血症性ショックの症例を通し，私見もふまえながら循環管理のいろはの「い」を伝授させていただきます．

> **症例**
> 75歳男性，50 kg　**既往歴**：糖尿病
> **現病歴**：来院2日前より咳嗽，発熱があり，近医を受診し経過観察されていた．来院当日に全身倦怠感と呼吸苦を自覚し，当院に紹介受診となった．
> 　各種検査の結果，重症肺炎，敗血症性ショックと診断し，気管挿管，中心静脈カテーテル，動脈カテーテル挿入の後，ICUにて加療することになった．晶質液1,000 mL，ノルアドレナリン0.2 μg/kg/分を使用し，血圧72/36 mmHg（平均血圧48 mmHg）であり，心拍数115回/分で，SVV（stroke volume variation：1回拍出量変化）18％，ScvO₂ 48％，乳酸値9 mmol/L，心エコー上IVC径10 mm，EF 45％であった．

　そもそもショックとはどういった状態を指すのでしょうか．定義では還流障害もしくは酸素代謝異常がある状態をショックと言います．ショックの患者における循環管理は酸素供給を改善する，すなわち心拍出量を増大することを目標とし，循環不全の指標である乳酸値やScvO₂の改善をめざします．

1　患者の状態を把握しよう

　集中治療医はこういった患者に対して**1) 疾患からのアプローチ**と**2) 生理学的なアプローチ**を加味し，治療介入を行います（**図1**）．

1) 疾患からのアプローチ

　患者の疾患を前提とした治療介入を考えます．この患者は重症肺炎による敗血症性ショックの状態であり，循環に与える影響として，① 血管透過性亢進による末梢血管抵抗（後負荷）の低下，② 間質への水分漏出による循環血液量（前負荷）の低下を考える必要があります．なお敗血症では，心筋も障害されることがあります（敗血症性心筋障害）．よって末梢血管抵抗の維持のため昇圧薬を使用しつつ輸液を行う必要がありますが，重症肺炎なので，肺の酸素化の悪化を懸念し，輸液過剰には十分注意する必要があります．

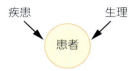

2つの見地から患者を評価

図1 循環管理の2つのアプローチ

2）生理学的なアプローチ

　疾患は前提条件であり，画一的な治療を行う際には威力を発揮しますが，重症患者は種々の病態が絡み合っており，単純に病態をあてはめることは難しいです．前提条件（疾患）をふまえつつ，患者の現在の循環動態を評価し，治療介入を行う必要があります．ここがテーラーメイドな医療を患者に提供する核となる部分であり，循環動態の把握には生理学的知識が不可欠になります．ここでは特に重要な血圧管理を考慮します．

● 血圧の規定因子

　血圧には収縮期血圧，平均血圧，拡張期血圧があります．血圧の波形を積分平均したものが平均血圧で，臓器血流を規定します．このためSSCG（Surviving Sepsis Campaign Guidelines）2016では，平均血圧を65 mmHg以上に保つよう推奨しています．

　平均血圧は図2のように表され，① 末梢血管抵抗＝後負荷，② 心拍数，③ 左心室の拡張末期容量＝前負荷，④ 左心室の拡張〜収縮までの容量差＝心収縮力，と置き換えることができます．今回は成人例ですので，心拍数の影響は小さく，平均血圧は，① **前負荷**，② **心収縮力**，③ **後負荷**の3要素に依存するということになります．血圧が下がった患者を見た場合，この3要素のうち，どの因子が低下したかを判断する指標が必要とされます．その判断を助ける指標は下記のようになります．

> 前負荷の指標　　：図3参照
> 心収縮力の指標：心エコー検査，ECGなど
> 後負荷の指標　　：末梢温，体血管抵抗（systemic vascular resistance：SVR）など

　信頼性の大小はあるものの，1つの所見やデータだけでそれぞれの病態を掴めるほど完璧な指標はなく，習熟には相応の臨床経験と指導医の存在が近道となります．

　ただし，信頼性が比較的高い指標である動的指標（PLR，SVV，PPV）に関しては，単独でも前負荷の指標として有用とのデータがあります．動的指標とは何らかの変動（下肢挙上，呼吸性変動など）に応じて，生体情報が変化するときの1回拍出量などの変化率を評価するものであり，1点1点の静的指標の変化をみたものです．一定の条件下（人工呼吸器管理，洞調律など）での輸液反応性に対する診断精度は優れており[8]，積極的に用いることをオススメします（図4）．

> 👉 **ここがポイント**
> 循環管理には生理学的知識が不可欠．

　これら身体所見，検査所見に加え，前述した病態，患者の既往歴や治療介入の内容などを加えて総合的に患者の循環動態（前負荷，心収縮力，後負荷）を判断していきます．場合によっては数十秒ごとにくり返し評価することもあります（人工心肺離脱直後など）．今回の症例では，SVVの上昇，肺炎，敗血症性ショックの状況を考慮し，前負荷は著明低下，ノルアドレナリンは使用していますが敗血症性ショックであり，末梢の所見から，後負荷は低下，心エコーの所見などから心収縮力は軽度低下というアセスメントになります．

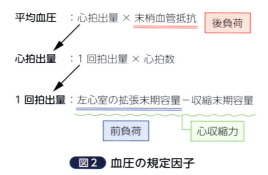

図2 血圧の規定因子

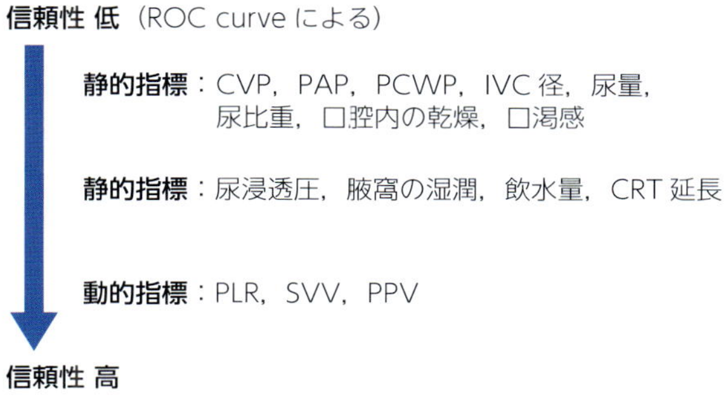

信頼性 低（ROC curve による）

静的指標：CVP, PAP, PCWP, IVC 径, 尿量, 尿比重, 口腔内の乾燥, 口渇感

静的指標：尿浸透圧, 腋窩の湿潤, 飲水量, CRT 延長

動的指標：PLR, SVV, PPV

信頼性 高

図3 輸液反応性および脱水（前負荷）の指標
CVP：central venous pressure（中心静脈圧），PAP：pulmonary arterial pressure（肺動脈圧），PCWP：pulmonary capillary wedge pressure（肺動脈楔入圧），IVC：inferior vena cava（下大静脈），CRT：capillary refilling time（毛細血管再充満時間），PLR：passive leg raising（受動的下肢挙上），SVV：stroke volume variation（1回拍出量変化），PPV：pulse pressure variation（脈圧変動）．
文献5〜7より作成．

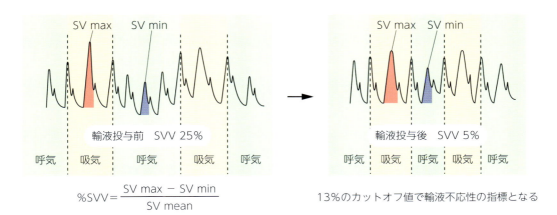

$$\%SVV = \frac{SV\,max - SV\,min}{SV\,mean}$$

13%のカットオフ値で輸液不応性の指標となる

図4 人工呼吸時の輸液によるSVVの変化
SVV：stroke volume variation（1回拍出量変化），SV max（最大1回拍出量），SV min（最小1回拍出量），SV mean（平均1回拍出量）．

2 実際に循環管理をしてみよう

アセスメントができたら治療に移りましょう．輸液やカテコラミンを用い，循環を最適化していきます．

1) 輸液，循環作動薬の使い方

最も知りたい箇所ではないでしょうか．使い方としては，「前負荷が低下していれば輸液を行い，心収縮力が低下していればβ作用のあるカテコラミンを使用し，そして後負荷が下がっているならα作用のあるカテコラミンを使用する」となります．つまり輸液，カテコラミンをどう使用するか？ではなく，**患者の循環動態を把握することが最も大事**なのです．

> ☞ **ここがポイント**
> 患者の状態を把握できなければ，治療介入は難しい．

前負荷や心収縮力，後負荷を最適化し，心拍出量を増やす管理を行うことを目標とします．ここでの最適化というのは，敗血症性ショックの最も悪い時期をしのぐために最低限の最適化を図るということです．というのも，正常になるまで最適化すると，輸液やカテコラミンの大量投与の弊害が出てくるからです．

ここで，各因子を正常から仮に2倍，もしくは0.5倍にした場合の心拍出量の変化の解析を行った研究の結果を表で示します[9, 10]．表より，心拍出量を上げるためには前負荷を上げるのが最も効果的で，心収縮力に関しては，心拍出量に寄与する部分は少ないことがわかります．

2) 前負荷が乏しい場合

輸液負荷を行います．SSCGによれば30 mL/kgを1時間以内に投与するとあり，その量を目安に投与していきます．輸液の種類としては晶質液（細胞外液）を投与します．最初の1時間はSSCGにのっとり30 mL/kgで大量に投与しますが，その後の投与は100〜200 mL/時程度で肺の酸素化能に注意しながら投与していくことが多いです．

表　心拍出量の規定因子とその影響

規定因子	×2	×0.5
	心拍出量の変化	
心収縮力	約＋10％	約−15％
末梢血管抵抗（後負荷）	約−45％	約＋40％
負荷血液量（前負荷）	約＋90％	約−50％
心拍数	約＋15％	約−20％

文献9，10より．

3）心収縮力が低下している場合

心収縮力の低下が軽度の場合，心拍出量に与える影響は表のとおり小さいため，心収縮力が著明に落ちている（EF 30％以下），もしくは前負荷，後負荷をある程度最適化しても心拍出量が乏しい場合にカテコラミンの使用を考慮します．薬剤はβ作用メインのもの，すなわちドブタミンを3 μg/kg/分程度からはじめます．心収縮力の改善（EF 30％以上），もしくは心拍出量の改善が得られるまで調整（最大15 μg/kg/分程度まで）します．その際，頻脈，不整脈の副作用に気をつける必要があります．他の薬剤としてミルリノンという薬剤がありますが，心収縮力を増加させる作用以外に血管拡張作用ももつため血圧が低下することが多く，敗血症性ショックの患者には使用しにくいです．アドレナリンの使用も考慮される場合がありますが，不整脈の副作用が多く，蘇生以外で用いることは少ないです．

4）後負荷が落ちている場合

後負荷が低下した場合，心拍出量は増加します．しかし，著明に血管拡張をきたした場合，血圧の低下を認めるため，適度に末梢血管を収縮させる必要があります．カテコラミンとしてはα作用メインのもの，すなわちノルアドレナリンを0.1 μg/kg/分から使用します．ノルアドレナリンを極量（0.4 μg/kg/分程度）まで使用しても血圧が上がらない場合，バソプレシンの併用（血圧を見ながら0.5 U/時から2.0 U/時で調整）を考慮します．ノルアドレナリンの大量投与の前にバソプレシン投与を行うプラクティスもありますが，死亡率改善の点では差がありません[11]．また，バソプレシンは著明な末梢血管収縮作用に伴う心筋虚血，皮膚壊死などの臓器血流障害の副作用に気をつける必要があります．

5）ドパミンに関して

ドパミンはα作用もβ作用ももち，用量依存性にα作用が強くなっていく薬剤ですが，ノルエピネフリン投与に比べ，心房細動などの不整脈発生率や死亡率が高く[12]，基本的に敗血症性ショックの患者には用いません．

6）循環不全が遷延する場合

上記の最適化を試みても改善に乏しい場合，敗血症性ショック以外のショックも鑑別にあげつつ，相対的副腎不全を考慮します．治療開始から6時間以内の投与開始を目安とし，ハイドロコルチゾン50 mgを6時間ごとに静注します．ステロイドに反応し，循環不全が改善することがあり[13]，特に今回のような重症肺炎において，ステロイド投与によって早期の治療失敗率が減少したとの報告[14]もあり，積極的に適応を考慮します．

> **症例のつづき**
>
> この患者では輸液,ノルアドレナリンの投与によりICU入室12時間後,循環動態の改善を認め,ScvO₂ 75%,乳酸値2 mmol/Lまで改善し,第3病日に抜管,第4病日にはICU退室となりました.

おわりに

　敗血症性ショックはICUでも頻繁にみかける疾患ですが,その循環管理は困難をきわめます.単純に薬剤を大量投与すればいいわけではなく,各患者に合わせた治療が求められます.絶対的な指標は存在しないため,各指標を駆使しつつ,くり返し患者の状態の評価を行うことで,循環管理をようやく行えるイメージです.重症患者以外でも,身体所見をとり,循環動態を評価していくことで,日々研鑽をつむことが求められます.

引用文献

1) Rivers E, et al：Early goal-directed therapy in the treatment of severe sepsis and septic shock. N Engl J Med, 345：1368-1377, 2001
2) Ferrer R, et al：Improvement in process of care and outcome after a multicenter severe sepsis educational program in Spain. JAMA, 299：2294-2303, 2008
3) Castellanos-Ortega A, et al：Impact of the Surviving Sepsis Campaign protocols on hospital length of stay and mortality in septic shock patients：results of a three-year follow-up quasi-experimental study. Crit Care Med, 38：1036-1043, 2010
4) 「日本版 敗血症診療ガイドライン2016 (J-SSCG2016) ダイジェスト版」(日本版敗血症診療ガイドライン2016作成特別委員会/監), 真興交易医書出版部, 2017
5) Lethaby A, et al：Progesterone or progestogen-releasing intrauterine systems for heavy menstrual bleeding. Cochrane Database Syst Rev：CD002126, 2015
6) McGee S, et al：The rational clinical examination. Is this patient hypovolemic？ JAMA, 281：1022-1029, 1999
7) Hofer CK, et al：Assessment of stroke volume variation for prediction of fluid responsiveness using the modified FloTrac and PiCCOplus system. Crit Care, 12：R82, 2008
8) Monnet X, et al：Passive leg raising for predicting fluid responsiveness：a systematic review and meta-analysis. Intensive Care Med, 42：1935-1947, 2016
9) 「Cardiac Contraction and the Pressure-Volume Relationship」(Sagawa K, et al), Oxford University Press, 1988
10) 外 須美夫：麻酔中の循環維持法：前負荷指向型の循環管理. 日臨麻会誌, 17：366-369, 1997
11) Gordon AC, et al：Effect of early vasopressin vs norepinephrine on kidney failure in patients with septic shock：The VANISH randomized clinical trial. JAMA, 316：509-518, 2016
12) De Backer D, et al：Dopamine versus norepinephrine in the treatment of septic shock：a meta-analysis. Crit Care Med, 40：725-730, 2012
13) Sprung CL, et al：Hydrocortisone therapy for patients with septic shock. N Engl J Med, 358：111-124, 2008

14) Torres A, et al：Effect of corticosteroids on treatment failure among hospitalized patients with severe community-acquired pneumonia and high inflammatory response: a randomized clinical trial．JAMA，313：677-686，2015

もっと学びたい人のために

1)「心臓・循環の生理学」(岡田隆夫/監訳)，メディカル・サイエンス・インターナショナル，2011
2)「麻酔・集中治療のための呼吸・循環のダイナミズム」(外 須美夫/著)，真興交易医書出版部，2011
　↑本文中に出てくる生理学についてより深く勉強したい方におすすめです．
3)「ICU/CCUの薬の考え方，使い方 ver.2」(大野博司/著)，中外医学社，2015
　↑今回誌面の都合上記載できなかった内容も含め，わかりやすく記載されています．
4)「日本版 敗血症診療ガイドライン 2016 (J-SSCG2016) ダイジェスト版」(日本版敗血症診療ガイドライン2016作成特別委員会/監)，真興交易医書出版部，2017
　↑今現在の敗血症診療のエビデンスがわかりやすく記載されています．

Profile

名原　功
Isao Nahara

京都大学大学院 医学研究科 社会健康医学系専攻 薬剤疫学分野
名古屋第二赤十字病院 麻酔集中治療部
専門：心臓麻酔 (経食道心エコー)，教育，臨床研究
心臓麻酔を通して，いかに循環管理をわかりやすく教えるかを日々試行錯誤しています．
教育を通し優秀な麻酔科医，集中治療医を多く輩出し，患者の予後に寄与したい．その一心で日々悪戦苦闘しています．

特集　敗血症を診る！リアルワールドでの初期診療

ケースから考える敗血症初期診療 ③
リアルワールドでの初期抗菌薬投与設計

加藤英明

① 敗血症（セプシス）の治療の根幹はバイタルの安定化，感染源のコントロールと適切な抗菌薬投与
② 初回の抗菌薬投与はフルドーズ，もしくはローディングドーズ
③ 2回目以降の投与はPK/PD理論に基づいて投与．バンコマイシンではトラフ測定

はじめに

　敗血症（セプシス，sepsis）は「感染症によって重篤な臓器障害が引き起こされる状態」と定義されます．Surviving Sepsis Campaign Guidelines（SSCG）は敗血症症例の蘇生に主眼がおかれており，まず循環・呼吸の安定化（大量輸液，循環のモニタリング，心機能の評価）が図られますが，もちろん原因感染症の治療こそが根本治療です[1]．重要なのは感染源の（外科的な）コントロール，覚知1時間以内の抗菌薬開始であり，循環動態の変動する患者に対しても十分量の抗菌薬投与を行わなければなりません[2]．

症例1

　67歳，男性．血管炎症候群のためステロイド内服治療を受けていた．療養のため循環式の温泉に滞在した数日後から微熱，呼吸困難が出現．しだいに増悪し体動困難となったため救急搬送された．意識JCS 1，呼吸数30回/分，血圧117/54 mmHg，SpO_2 80％（room air）．挿管・人工呼吸管理が開始された．胸部X線では両側肺野に間質影を認め，尿中レジオネラ抗原陽性のためレジオネラ肺炎と診断した．血清Cr 1.27 mg/dLと腎障害を認めたためレボフロキサシン750 mgを48時間ごとに点滴静注で治療を開始した．第5病日には血清Cr 0.96 mg/dLに改善し，レボフロキサシン750 mgの連日投与に変更，第8病日に抜管した．

症例2

82歳，男性．某日誘因なく39℃の発熱を自覚し受診．外来受診時に血圧低下，頻脈があり，精査を行ったところ総胆管内に2 cm大の結石の嵌頓を認めた．総胆管結石症と診断し経内視鏡的逆行性胆管造影（ERCP）を行い，排石術が行われた．血清Cr 1.32 mg/dLのため腎機能補正を行い，メロペネム1 gを12時間ごとに点滴静注で開始した．ERCP時に採取された胆汁培養，血液培養から*Klebsiella pneumoniae*を検出し，また腎機能も回復したため第3病日よりセフォタキシム（セフォタックス®）2 gを8時間ごと点滴静注＋メトロニダゾール（アネメトロ®）500 mgを8時間ごと点滴静注の併用に変更．全身状態は安定した．

1 抗菌薬の体内動態

今回の2症例ではレジオネラ肺炎にレボフロキサシン，総胆管結石・胆管炎にセフォタキシムを投与した症例を紹介しました．

抗菌薬の体内動態を考えるにあたってPK/PD（phamacokinetics/pharmacodynamics）の考え方が導入されるようになりました（図1）．PK/PD理論では，組織／血中の抗菌薬濃度が細菌の最小発育阻止濃度（MIC）を上回る時間（time above MIC）が有効性と相関する『時間依存性』の抗菌薬と，ピーク濃度（Cmax/MIC）もしくはMICを超える面積（AUC/MIC）が有効性と相関する『濃度依存性』の抗菌薬に大きく分けられます（表1）．

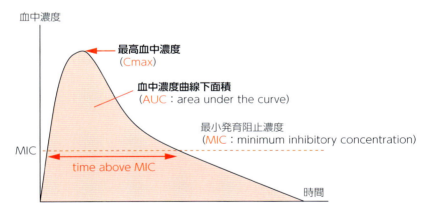

図1 抗菌薬のpharmacokinetics/pharmacodynamics (PK/PD)

表1 抗菌薬のPK/PDの指標

	指標	投与法	主な抗菌薬
時間依存性	time above MIC	頻回・少量	βラクタム系
濃度依存性	Cmax/MIC, AUC/MIC	単回・大量	キノロン系・バンコマイシン アミノグリコシド系

レボフロキサシンはキノロン系の薬剤ですので濃度依存性です．グラム陰性菌に対してはAUC/MIC ≧ 100 を目標として 500 mg 以上を 1 日 1 回投与します[3]．反面，セフォタキシムのようなβラクタム系は時間依存性の薬剤です．βラクタム系は time above MIC が 30 〜 40 ％以上で静菌的に，60 〜 70 ％以上になると殺菌的に作用するとされており[4]，多くは半減期が 1.5 〜 3 時間程度と短いことから，1 日 3 〜 4 回の頻回投与を行います．サンフォードガイド[5]等のガイドブックには，およそこれらの条件を満たすために必要な投与量が掲載されています．なお，軽症だからといって勝手に減量してはいけません．PK/PDで求められる組織／血中濃度が維持できなくなる可能性があります（腎機能低下時の用量調節については後述します）．

> **☞ ここがポイント**
> 抗菌薬には時間依存性と濃度依存性がある．

2 敗血症での抗菌薬の体内動態と投与の実際

敗血症に合併する臓器障害として急性腎障害（AKI）が最も多くみられますので[6]，腎機能による投与量補正を行います（表2）．バンコマイシンは安全域が狭い薬剤のため，薬剤師と連携して治療薬物モニタリング（TDM）を行います．

なお，敗血症ではしばしば持続的腎代替療法（CRRT）が行われます．抗菌薬は小分子量のものが多く，透析の影響を受けます．日本よりも透析液の流量が多い欧米の報告ではCRRT でのメロペネム，ピペラシリン・タゾバクタム配合剤（タゾピペ，ゾシン®），バンコマイシンのクリアランスはおよそ 10 〜 30 mL/分です[7]．日本でのデータは十分ではありませんが[8]，βラクタム系は安全域が広いためサンフォードガイド[5]等を参照してCRRT量を目安に投与してよいと考えます．安全域の狭いバンコマイシンはトラフ値を測定し，血中濃度が一定以下（＜ 10 μg/mL）になったら 1 g を追加投与します．肝障害のある場合

表2 敗血症でよく使われる抗菌薬の腎機能補正投与量

		CCr ＞ 50 mL/分	CCr 50 〜 10 mL/分	CCr ＜ 10 mL/分
ペニシリン系	ピペラシリン・タゾバクタム	4.5 g, q6h	2.25 g, q6h	2.25 g, q8h
セフェム系	セファゾリン	1 〜 2 g, q8h	1 〜 2 g, q12h	1 〜 2 g, q24h
	セフォタキシム	2 g, q8h	2 g, q12h	2 g, q24h
	セフトリアキソン	2 g, q24h	2 g, q24h	2 g, q24h
	セフェピム	2 g, q8h	2 g, q12h	1 g, q24h
カルバペネム系	メロペネム	1 g, q8h	1 g, q12h	0.5 g, q24h
キノロン系	レボフロキサシン	750 mg, q24h	750 mg, q48h	500 mg, q48h

＊代表的な薬剤のみ．また実投与に際してはガイドブック等を参照すること．
＊q8h とは，8 時間ごと投与の略．正式な略語ではないので，診療録に記載する際などはこの表現は使わない方がよい．
文献 5 より作成．

の抗菌薬投与量補正は一般的には必要ありません．末期肝不全の場合にはセフトリアキソンなど肝代謝が中心の薬剤の投与量は個別に判断します．

敗血症での抗菌薬体内動態は他にも下記や図2のような多くの要素があります．しかし臨床現場でこれらを厳密に評価することは不可能であり，PK/PDに基づいてクレアチニン・クリアランス（CCr）で腎機能補正を行うことが推奨されます[1]．

- 比較的腎機能が保たれた症例では，心拍出量の増加や循環血流量の増大などによりCCrが130 mL/分以上に亢進する過大腎クリアランス（augmented renal clearance：ARC）という現象がみられます．この場合は主に腎代謝のβラクタム系で半減期が短くなります[9]．
- 大量輸液等により低アルブミン血症が誘導された場合には，血漿タンパクと結合する性質をもつセフトリアキソン，テイコプラニン等では遊離型が増加し，腎からの排泄が亢進します．これを避けるために抗菌薬の持続投与や長時間投与などを行うことが提案されています[10]．
- 大量輸液，血管透過性の亢進のため抗菌薬の分布容積（Vd）が増大することも指摘されています．Vdが増大した場合，水溶性のβラクタム系やバンコマイシンなどは一定量を投与しても拡散してしまい組織濃度は低下します．

【コラム】βラクタム系の長時間投与・持続投与について

時間依存性薬剤であるβラクタム系は重症例での長時間投与，もしくは24時間持続投与の有効性が検討されてきました．通常1時間かけて投与するところを4時間かけて投与すると入院期間を短縮した，投与日数を短くできたなどの報告があります．しかしピペラシリン・タゾバクタム配合剤，カルバペネム系等を対象とした大規模研究で有効性が示されず，βラクタム系抗菌薬の長時間投与，持続投与は行わないことが推奨されています[2, 11]．

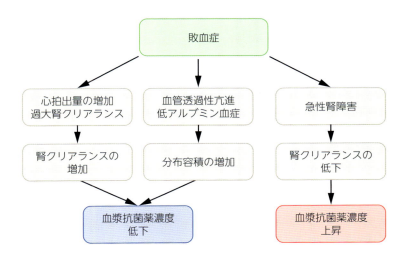

図2　敗血症における抗菌薬体内動態の変化

3 敗血症での抗菌薬の初回投与量

　敗血症に対する初回の抗菌薬療法は腎機能に関係なくフルドーズ，もしくはローディングドーズで投与します[1]．バンコマイシンでは腎機能に関係なく，初回は25〜30 mg/kgを投与し，早期にトラフ値を15〜20 µg/mLに維持できるようにします（筆者注：レッドマン症候群の予防のため1 gあたり1時間かける）．同様にアミノグリコシド系も初回は体重換算したフルドーズ（ゲンタマイシン5 mg/kg，アミカシン15 mg/kgを30分で投与）で構いません．2回目の投与以降は治療薬物モニタリング（TDM）を行いながら，投与設計を行います[10]．

> ☞ ここがポイント
> 初回はフルドーズ．もしくはローディングドーズで投与を行う．

おわりに

　敗血症は循環動態の変化が大きく，抗菌薬投与量を一律に設定することが難しい領域です．しかし，覚知1時間以内の治療開始，初回の最大量投与を行うことが重要で，2回目以降の投与は時間的余裕ができます．その間にグラム染色，迅速検査による起因菌検索とともに病態の把握や投与設計，併用薬剤のチェックなどを行いましょう．

引用文献

1）Rhodes A, et al：Surviving Sepsis Campaign：International Guidelines for Management of Sepsis and Septic Shock：2016. Intensive Care Med, 43：304-77, 2017
2）「日本版 敗血症診療ガイドライン2016（J-SSCG2016）ダイジェスト版」（日本版敗血症診療ガイドライン2016作成特別委員会/監），真興交易医書出版部，2017
3）Wright DH, et al：Application of fluoroquinolone pharmacodynamics. J Antimicrob Chemother, 46：669-683, 2000
4）Craig WA：Pharmacokinetic/Pharmacodynamic Parameters：Rationale for Antibacterial Dosing of Mice and Men. Clin Infect Dis, 26：1-12, 1998
　↑抗菌薬のPK/PDについて解説された論文．時間依存性，濃度依存性についてまとまっています．
5）「日本語版サンフォード感染症治療ガイド2017（第47版）」（菊池 賢 & 橋本正良/監），ライフサイエンス出版，2017
6）Lagu T, et al：Hospitalizations, costs, and outcomes of severe sepsis in the United States 2003 to 2007. Crit Care Med, 40：754-761, 2012
7）Jamal JA, et al：The impact of variation in renal replacement therapy settings on piperacillin, meropenem, and vancomycin drug clearance in the critically ill: an analysis of published literature and dosing regimens. Crit Care Med, 42：1640-1650, 2014
　↑CRRT時の抗菌薬体内動態のレビュー．難しい内容ですが，集中治療医や薬剤師と投与設計を議論するときに参考になるかもしれません．
8）日本化学療法学会抗菌薬TDMガイドライン作成委員会：抗菌薬TDMガイドライン2016, 2016

9) Sime FB, et al：Augmented renal clearance in critically ill patients：etiology, definition and implications for beta-lactam dose optimization. Curr Opin Pharmacol, 24：1-6, 2015
10) Roberts JA, et al：Pharmacokinetic issues for antibiotics in the critically ill patient. Crit Care Med, 37：840-851, 2009
11) Dulhunty JM, et al：A Multicenter Randomized Trial of Continuous versus Intermittent β-Lactam Infusion in Severe Sepsis. Am J Respir Crit Care Med, 192：1298-1305, 2015
　↑βラクタム系抗菌薬の持続投与・長時間投与についての大規模研究．長時間投与は議論が分かれています．

Profile

加藤英明　Hideaki Kato

横浜市立大学附属病院感染制御部／医学部血液免疫感染症内科
院内感染制御，感染症コンサルテーション，HIV診療まで幅広く担当しています．重症例や救急症例の感染症診療支援は主治医科，ICUのドクターや薬剤師との連携が特に必要で日々勉強になることばかりです．大変な症例が多いですが，微生物検査の解釈や抗菌薬選択など主治医の力になれることも多くやりがいもあります．

Book Information

Dr.竜馬の やさしくわかる集中治療 循環・呼吸編
内科疾患の重症化対応に自信がつく！

著／田中竜馬
□ 定価（本体 3,800円+税）　□ A5判　□ 351頁　□ ISBN978-4-7581-1784-5

- 敗血症，肺炎，COPDなど，よくみる内科疾患が重症化した時の考え方を，病態生理に基づいて解説
- まず何をすべきか，全体像を見据えた適切な対応の基本が身につく！

病態生理に基づいた解説で，集中治療の基本が面白いほどよくわかる　発行　羊土社

特集 敗血症を診る！ リアルワールドでの初期診療

ケースから考える敗血症初期診療 ④
慢性心不全・低心機能患者での循環管理

清水敬樹

① 敗血症性ショックには早期から敗血症誘発性心筋症を呈する可逆的なびまん性の心機能低下症例が含まれることを認識する
② 敗血症性ショックに合併した頻脈性心房細動へはβ遮断薬が有効かもしれない
③ 敗血症性ショックと慢性的な低心機能合併例の輸液管理・血管作動薬の使用方法・血液浄化の導入などへの理解を深める

症例

70歳代，男性．冠動脈三枝病変，CABG（coronary artery bypass grafting：冠動脈バイパス移植術）の既往あり．EF30％台の慢性心不全の既往があり，肺炎球菌性重症肺炎で敗血症性ショックをきたした．

1 初期輸液，血管作動薬は何をモニタリングしながらどのように使用するか

1）多数のモニタリングからの総合的判断

本症例はCABGの既往もあり，かつ低心機能で呼吸状態も悪そうな敗血症性ショックです．Frank-Starling曲線の傾斜もかなり平坦かつ場合によっては右下がりとも想像され，不全心ベースのため適切な血管内容量の範囲が非常に狭くなることから，きめ細かな輸液管理が要求されます（図1）．そのためには**動的指標であるSVV（stroke volume variation：1回拍出量変化）**，静的指標であるScvO$_2$，乳酸値，なども含めた総合的判断で輸液速度，輸液量を適宜設定しなければなりません．特に心機能が悪いことから心拍出

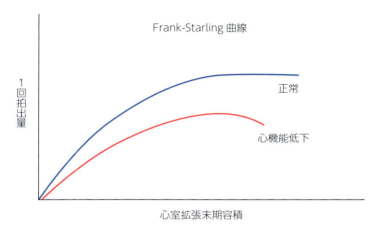

図1 Frank-Starling の法則
心機能が低下すると曲線の傾斜がゆるやかになる．

量は低値でも容認可能ですが，敗血症性ショックの病態自体が「末梢血管が拡張すること」が本質的で，その結果として後負荷，つまり抵抗が下がったために心臓が拍出しやすくなっていることから正味の心拍出量の評価に注意を払う必要があります．CI（cardiac index：心係数），SVRI（systemic vascular resistance index：体血管抵抗係数）を意識しつつ $ScvO_2$，乳酸値で輸液の量や速度の答え合わせを行いながら，胸部X線や尿量などで肺と腎臓への悪影響を監視することになります．そのうえでwarm shockからcold shockに移行するポイントをTTE（transthoracic echocardiography：経胸壁心エコー）やCIを指標に早期に認知することも重要です．

2) hypovolemia を容認した輸液管理

低心機能のケースでは，初期輸液は体重あたりの換算である30 mL/kgなどの数値は全くあてにならず，血管透過性亢進に伴う肺野の透過性低下，血管内脱水を受け入れつつ総合的なパラメータで管理します．脱水を受け入れるとは言うものの，低心機能を強く意識しすぎて輸液量が十分でなく，あまりにも血管内容量が少ないと**発作性心房細動を誘発**し，循環管理に難渋することになります．また，冠動脈血流，酸素化の維持は必須項目であり，平均動脈圧の維持目的のノルアドレナリン投与は重要です．端的に言いますと，輸液よりも血管作動薬依存の管理とせざるを得ません．

【処方例】
・ノルアドレナリン注1 mg 5A（5 mg）＋生理食塩水45 mL　を1 mL/時〜20 mL/時

※輸液は結局は細胞外液補充液にせざるを得ず，投与量や速度はその時点でのvolume statusによって異なりますが，初期輸液投与が終了していればヴィーン®Fなどを60 mL/時などに絞っての維持になるかと思います．

2 安定・利尿期に入った後の利尿薬,血液浄化について

初期輸液,血管作動薬による治療がうまくいって蘇生から安定・利尿期に入った後の利尿薬,血液浄化について解説します.

1) 理想的な蘇生後に奮闘すべき水分回収

初期対応が奏功した後には輸液量分の水分やrefillingの血管外水分の回収が必要になります.特に輸液量は正常心機能患者への対応時よりも少ないため,安定・利尿期に入った際にどこまで正常腎機能を維持し得たか,つまり腎前性の因子をどれほど犠牲にしての管理になっていたかで今後の対応が異なります.また,それ以外にも敗血症性ショックの場合にはseptic AKI(敗血症性急性腎障害),つまり腎性の因子も寄与が大きいことが指摘されています.

腎機能が維持されているのであれば通常通りのフロセミド投与でのアウトバランスをめざすことになります.この際に尿量が確保されていても,それを上回る速度でのrefillingが生じ肺うっ血を呈する場合には積極的に利尿薬を使用する必要があります.特に低心機能であることからも,この作業で後手を踏むことは避けなければなりません.なお,フロセミドの投与量が増えると低カリウム血症に傾きがちになります.その結果,発作性心房細動をはじめとする頻脈性不整脈に陥り血行動態が悪化するので,尿量を注視しながらKの適切な補正や場合によってはフロセミドに加えてK保持性利尿薬の投与も考慮します.また,**低カリウム血症と低マグネシウム血症は抱き合わせの場合が多く,低カリウム血症を認めた場合には包括的にMg投与を施行するスタンスや低カリウム血症を認めた際にMg測定も行い,その値をみて補充するスタンスもあります**.前者に関しては,Kの血中濃度だけでMgの血中濃度を判断しうるかという問題ともリンクしているなかでの判断になります.

また,フロセミドの過度の使用により高ナトリウム血症を呈する場合があります.その際には5%ブドウ糖を輸液しつつ利尿薬を投与します.

2) refilling期とweaningを意識した管理

過度なフロセミドによる利尿は,代謝性アルカローシスを促進し代償性の呼吸性アシドーシスを生じさせます.結果的にCO_2トリガによる呼吸中枢は抑制傾向となり,呼吸器weaning(人工呼吸器からの離脱)における自発呼吸出現を阻害する可能性があります.そのため,呼吸器weaningが進み早期に自発呼吸を促したい際は,**炭酸脱水酵素阻害薬(アセタゾラミド)を併用し代謝性アルカローシスの悪化を予防**する必要があります.

3) 腎機能障害を認めた場合

結果的な輸液量制限に伴う腎前性の因子あるいはseptic AKI自体で,腎機能障害を呈する場合もあります.その際には急性血液浄化療法の介入が必要です.急性血液浄化療法の手段としては持続的でも間欠的でも差がないとされていますが,ノルアドレナリンを投与

している場合には持続的な血液浄化を選択する施設が多いようです．原則的にはrenal indicationでの施行になるため① 高カリウム血症，② over volemia，③ 代謝性アシドーシス，④ 尿毒症と考えられる場合の溶質除去（BUN/Cr），などの急性血液浄化療法の適応に準じます．

4) non-renal indicationを受け入れる？

敗血症性ショックに対しては，AN69ST膜でのサイトカイン吸着を期待したnon-renal indicationでの血液浄化の施行も近年では増加傾向です．ただ，血液凝固を防ぐためにナファモスタットを使用した場合にはナファモスタットがAN69ST膜に吸着されることからカラムが凝固しやすく，投与の工夫が必要です．いずれの場合でも腎機能は可逆性の場合が多く，安易な，かつ漠然とした血液浄化の施行により腎血流量が低下することで腎機能がさらに悪化することは避ける必要があります．自尿や腎機能の回復の状況をきめ細かく評価しながら血液浄化の離脱のタイミングを見極める必要があります．

3 蘇生の時期から抜け出せない場合にどうするか

初期輸液，血管作動薬による治療がうまくいかず（例えば過剰輸液をしてしまったなど），蘇生の時期から抜け出せない場合に追加輸液，血管作動薬，急性血液浄化療法をどのタイミングで使用するかを解説します．

1) 蘇生時の優先順位

本症例のベースの心機能はかなり悪いとの評価であり，基本的には輸液速度，輸液量は少なく管理する必要があります．そもそもあまりにも心機能が低下している場合には心臓，腎臓，肺，脳などのなかで保護すべき臓器の優先順位を明確にしなければなりません．やはり，心臓・脳は最優先となり，その制限下で肺と腎臓を天秤にかけることになります．そのような慎重な管理下でも尿量や乳酸値や平均動脈圧などを指標に管理した場合，結果的に過剰輸液に陥る場合があります．

2) septic AKIを発生させない

Legrandらの報告では入院後24時間の中心静脈圧が高いことがseptic AKIの発生に相関していました[1]．また拡張期血圧が低いこともAKI発生に影響を与えうる可能性が示唆されています．それらをかんがみると，腎前性の因子を除外したい一心で控えめながらも輸液を開始しますが，少なくとも24時間の時点で拡張期血圧が低い，あるいは中心静脈圧が高いなどの傾向があれば，さらに輸液を絞り，血管作動薬の増量を図るか，早期に血液浄化を導入することを検討してもよいかもしれません．

3) non-renal indication を受け入れる？

　本症例は蘇生から脱することができていないため，血液浄化の導入に関しては，病態改善目的として前述のようなnon-renal indicationでのAN69ST膜を使用しての施行は考慮してもよいかもしれません．結果的な過剰輸液は許容して，過剰輸液と判断した時点ですみやかにその回収作業に向けてアクションを起こすことが重要になります．

4) ドブタミンの位置づけ

　歴史的には血管内容量が満ちていて，肺野の透過性亢進を認める場合にはドブタミンが頻用されていました．しかし，血管内容量が十分ではない場合に頻脈を呈することから酸素消費量を増加させることが不利益とされてきました．酸素消費が増加した場合には酸素供給としての冠動脈の血流を維持する必要があり，カウンターとしてニコランジルを併用する場合もあります．敗血症へのドブタミン投与の現在の位置づけとしては弱い推奨で（エキスパートコンセンサス／エビデンスの質C）特に敗血症によって心機能が低下した場合に使用することが望ましい，とされています．

【処方例】
・ドブタミン〔体重(kg) × 3〕mg ＋ 生理食塩水で全量50 mLにする
　この組成で1 mL/時＝1 μg/kg/分になるので，1〜5 mL/時で開始して20 mL/時まで増量

5) 頻脈性心房細動の合併

　もう1つ，初期輸液，血管作動薬による治療がうまくいかず蘇生の時期から抜け出せない状況として，血管透過性亢進に伴い間質へ輸液が漏れて血管内容量を維持できず，頻脈性不整脈を呈する場合があります．さらにはそのような状況下でも血圧維持目的でノルアドレナリンを投与せざるを得ず，頻脈性不整脈が是正されない場合も然りです．特に頻脈性心房細動は問題になります．敗血症をはじめとする全身性炎症反応症候群（SIRS）の患者では，交感神経活性や炎症性サイトカインの上昇により心拍数が上昇し，頻脈性の心房細動が発生しやすい状態にあります．ICUセッティング患者の6.5％，また菌血症患者では15.4％に心房細動が合併すると報告されており，この心房細動の発生が慢性期の死亡率上昇と関連しているとされています[2]．また**敗血症性ショックにおいては，心拍数上昇が予後悪化と関連**することも報告されています[3]．

❶ 敗血症性ショックの患者の頻脈性心房細動へのβ遮断薬

　Macchiaらは敗血症でICUに入院した9,465例の後ろ向き解析を行い，入院前にβ遮断薬を投与されていた患者は投与されていなかった患者より死亡率が有意に低かった（17.7％ vs 22.1％，OR 0.78）ことを報告しています[4]．現時点では高いエビデンスという域には達しておらず，トピックスの範疇に入り，今後の敗血症性ショックの頻脈性心房細動へのβ遮断薬投与の是非の議論が進むと考えられます．

【処方例】
- ランジオロール50 mg（オノアクト®）3V（150 mg）＋生理食塩水50 mL
  この組成で2〜6 mL/時

❷ 頻脈性心房細動へのバソプレシンの位置づけ

　頻脈性心房細動合併の問題に関してはバソプレシンの早期投与も議論になります．現時点のガイドラインではノルアドレナリンが第一選択であり，追加投与としてのバソプレシンが弱い推奨との位置づけにあります（エキスパートコンセンサス/エビデンスの質B）．ガイドライン上「バソプレシンは血管の緊張，血圧維持が可能でカテコラミン使用量を減量し得ますが，死亡率，臓器障害，安全性は明確にされていません．作用機序が異なることや心拍数を増加させないことから今後のエビデンスの蓄積しだいではさらに普及しうる」という記載であり，現時点では多くの施設で下記のような第一選択のノルアドレナリンに加えた併用療法を施行していると思われます．

【処方例】
（体重50 kgの場合）
- ノルアドレナリン1 mg 5A（5 mg）＋生理食塩水45 mL
  上記の組成で4.5 mL/時の必要速度になった場合に以下を併用
- バソプレシン20単位（ピトレシン®）2A（40単位）＋生理食塩水38 mL
  この組成で1.8 mL/時

4 敗血症誘発性心筋症とはどのような病態であるか

　敗血症性ショックでは血管内容量減少によるショックとsepsis-induced myocardial dysfunction（SIMD）と呼ばれる心機能障害によるショックが混在しており，初期蘇生の開始に際して病態をなるべく正確に把握することが重要です．2015年のsepsis-induced cardiomyopathyのレビューによると，敗血症誘発性心筋症には診断基準は存在せず，左室拡大と左室駆出率低下および7〜10日で回復可能な可逆性が特徴とされます[5]．治療は，敗血症誘発性心筋症を伴わない敗血症と同じです．また，似たような病態でたこつぼ型心筋症がありますが，敗血症誘発性心筋症はびまん性の左室壁運動異常であり，左室基部が過収縮し，中間部から心尖部はakinesisやdyskinesisを呈するたこつぼ型心筋症とは左室壁運動異常のパターンが異なることで鑑別可能です．これらの判断には心エコー所見が重要な鍵を握ります．特にノルアドレナリン投与前で後負荷が低い場合はEF低下は検出しにくいことにも注意を払う必要があります．なかでも重要な点は，もともと末梢血管拡張が先にあったため結果的にhigh flowに見えていたケースも多く，血管拡張が補正されたことで正味のEFを呈することになるため心機能の過大評価に陥る危険があることです．また敗血症の死亡率と左室壁運動のhyperkineticには相関があり，敗血症誘発性心筋症では左室壁運動はhyperkineticではないことから予後良好といえる可能性があります．

5 Advanced Lecture

● 敗血症性ショックで既知または新規に低心機能および心原性ショックの要素が混在した場合のVA-ECMO, IABPに関して

❶ VA-ECMOの導入

　近年，敗血症性ショックに対するVA-ECMO（veno-arterial extracorporeal membrane oxygenation）導入が散見されます．理論上では大腿動脈からの逆行性送血であり，VA-ECMOは後負荷を加えることから昇圧薬の投与量を減らせるため腸管虚血などの高用量昇圧薬に伴う副作用も軽減されることが期待されます．さらには腹部への動脈送血のため腹部臓器の灌流が改善され腸管や腎血流量の改善効果も期待されます．自験例では尿量増加や乳酸値低下などの効果も認めています．しかし，海外の報告に比べて日本のregistryでは敗血症性ショックへのVA-ECMO導入の成績がよくないことも事実です．しかしながら，先述の敗血症誘発性心筋症を呈しており，ショックが強く，昇圧薬の投与量が多い場合には病態として可逆性でもあることからよい適応と思われます．

　敗血症性ショックへのVA-ECMOの観察研究ではMacLarenらの報告が生存率74％と特筆すべき結果を示しましたが，これは上行大動脈を使用したcentral VA-ECMOの症例に限ったものでした[6]．救急集中治療の領域で一般的な大腿動静脈を使用したperipheral VA-ECMOの敗血症性ショック症例は生存率がおおむね20〜30％と成績良好とはいえません．この理由として成人敗血症性ショックの主体が末梢血管拡張であり，central VA-ECMOでの補助が理想的であることがあげられます．しかし心原性ショックを伴った（敗血症誘発性心筋症合併など）敗血症性ショックの症例では，peripheral VA-ECMOも有効な補助となる可能性があります．現にBréchotらは敗血症誘発性心筋症（EF 15％ CI 1.3 L/分）合併例にVA-ECMO導入し生存率70％と報告しています[7]．

❷ 応用編としてのVAV-ECMO

　VA-ECMOの導入後の経過で心機能が改善して，かつ呼吸状態が悪化した場合にはharlequin syndromeという上半身の酸素化が悪化する病態に陥る危険があり，その際にはVAV-ECMOというhybrid configurationが必要になることを認識しておきましょう（図2）．自己肺が悪化している際のVA-ECMO導入では低酸素性脳症のリスクも考慮して戦略を立てる必要がありますが，VAV-ECMOにすることで悪化している自己肺へのサポートも加わり上行大動脈の酸素化が維持されることで冠動脈への酸素化も維持されることにもつながるため本症例では重要な問題といえます．VAV-ECMOはcontroversialな側面も多いですが適切な適応症例を見極めることができれば十分に有効な治療戦略になる可能性はあります．

❸ IABPの導入

　また，先述のLegrandらの報告では，拡張期血圧が低いことはAKIの発生に関与している可能性を示唆しており，その対応策としてIABP（intra-aortic balloon pumping：大動脈バルーンパンピング術）を導入することで拡張期血圧を維持することは，作用機序をか

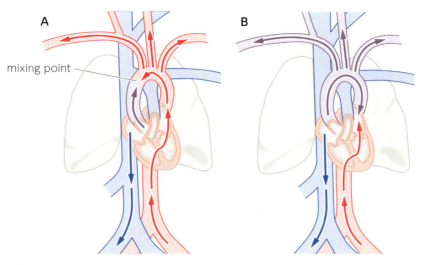

図2　VA-ECMO導入中の灌流の概要

A：心機能が低下している時期，B：心機能が改善してきた時期．
敗血症誘発性心筋症の影響で心機能が低下している時期は自己拍出によるフロー（■）とECMOによる逆行性フロー（■）の押し合いでのmixing pointが（手前から見て）左側，つまり右腕頭動脈分岐部を越えるあたりまで移動する場合が多く，脳の酸素化は問題ない（A）．しかし，その後に心機能が改善した際にはそのmixing pointが（手前から見て）右に移動する．つまり左鎖骨下動脈分岐部よりも（手前から見て）右に移動しうるため，脳血流の大部分は自己心拍からのフローで灌流される（B）．その際に，呼吸状態が悪いままでは脳の酸素化が維持されないことがあり，自己心拍の酸素化を改善させるため，VA-ECMOに送血を加えたVAV-ECMOが適応になる場合もある．

んがみると冠動脈の酸素化維持目的としては理にかなっている可能性があります．

　現時点ではこれらの体外循環装置の適応や効果もcontroversialであり，そもそも敗血症という重症感染症に対して新たな管を血管内に留置することの是非も問われます．実際の導入に関してもVA-ECMOにすべきかIABPにすべきかに関しては各施設での各装置の使用における経験値の高さなどで適応を決めることになるでしょう．

文　献

1) Legrand M, et al：Association between systemic hemodynamics and septic acute kidney injury in critically ill patients：a retrospective observational study．Crit Care, 17：R278, 2013
2) Kindem IA, et al：New-onset atrial fibrillation in bacteremia is not associated with C-reactive protein, but is an indicator of increased mortality during hospitalization．Cardiology, 111：171-180, 2008
3) Leibovici L, et al：Relative tachycardia in patients with sepsis：an independent risk factor for mortality．QJM, 100：629-634, 2007
4) Macchia A, et al：Previous prescription of β-blockers is associated with reduced mortality among patients hospitalized in intensive care units for sepsis．Crit Care Med, 40：2768-2772, 2012
5) Sato R & Nasu M：A review of sepsis-induced cardiomyopathy．J Intensive Care, 48：2015

6) MacLaren G, et al : Central extracorporeal membrane oxygenation for refractory pediatric septic shock. Pediatr Crit Care Med, 12：133-136：2011
7) Bréchot N, et al : Venoarterial extracorporeal membrane oxygenation support for refractory cardiovascular dysfunction during severe bacterial septic shock. Crit Care Med, 41：1616-1626, 2013

Profile

清水敬樹
Keiki Shimizu

東京都立多摩総合医療センター 救命救急センター
敗血症性ショックにはガイドラインという道標が存在します．しかし，本稿のような低心機能患者さんの場合には，そのうえで試行錯誤しなければ上手く管理できません．救急・集中治療領域ではそのような症例が多いです．その際に，スタッフ全員で議論してあるいは文献を調べて，再度議論して少しスパイスを効かせて治療に反映する．そのような哲学のもとにわれわれ東京都立多摩総合医療センター 救命救急センターは活動しています．黒い術衣を羽織ったスタッフがレジデントの皆さまをお待ちしています．

Book Information

レジデントノート増刊 Vol.19 No.5
主訴から攻める！救急画像
内因性疾患から外傷まで、すばやく正しく、撮る・読む・動く！

編集／舩越 拓
□ 定価（本体 4,700円＋税）　□ B5判　□ 219頁　□ ISBN978-4-7581-1588-9

- 何を想起してどう動くか？ "読影だけ"じゃない，画像診断のコツを解説！
- 撮る撮らないの判断やモダリティの選択，読影ポイントがわかる！
- 内因性の主訴から外傷まで，救急でよく出会う症候の画像診断が1冊に！

何を・いつ撮り・どう読むか？ 救急での画像診断の極意を伝授！　発行 羊土社

特集：敗血症を診る！ リアルワールドでの初期診療

ケースから考える敗血症初期診療 ⑤
慢性呼吸不全・COPD患者での呼吸管理

高田哲男

① NPPV（NIV）の導入で，患者が受け入れやすい方法を考えよう
② IPPVでの初期設定を身につけよう
③ IPPVを導入したら，PV-curve，FV-curveも見てみよう

NPPV：noninvasive positive pressure ventilation, NIV：noninvasive ventilation, IPPV：invasive positive pressure ventilation

症例

68歳，男性．5日前より全身倦怠感，湿性咳嗽を認めていた．前日より39℃台の悪寒戦慄を伴う発熱が出現し，喀痰も増加，呼吸苦が強くなりベッド周囲から歩けなくなったため，救急車を要請した．慢性閉塞性肺疾患（chronic obstructive pulmonary disease：COPD）にて長時間作用型抗コリン薬を使用している．

意識はJCS I-1，GCS E3V4M6，気道は開通しているが，呼吸数は30回/分，脈拍数130回/分，血圧80/54 mmHg，10 L/分リザーバーマスク下にてSpO$_2$ 82％，体温39.2℃であった．呼吸補助筋を使用した呼吸パターンであり，頸静脈怒張はなく，聴診では両側でrhonchiを聴取し，左下肺野背側にてpan inspiratory cracklesを聴取した．すぐに採血，血液培養，ルート確保を行い，ポータブルX線を撮影し，左下肺野に大葉性肺炎を疑わせるair bronchogramを伴う浸潤影を認めた．血液ガス所見はpH 7.22，pO$_2$ 54 mmHg，pCO$_2$ 47 mmHg，HCO$_3^-$ 26 mmol/L，Lac 6.0 mmol/Lと乳酸上昇を伴う代謝性アシドーシス，呼吸性アシドーシスとA-aDO$_2$の開大を認めた．2本のルートからリンゲル液を全開投与し，アンピシリン／スルバクタムを投与しながらICUへ入室となった．

1 NPPVとHFNC

1) 酸素投与の方法

　本症例は現在，10 L/分 リザーバーマスクでの酸素投与下にてSpO$_2$は80％台，頻呼吸の状態です．敗血症では諸臓器が灌流障害によって低酸素状態になっているため，必ず酸素投与が必要です．この症例では血圧も低く，乳酸アシドーシスも伴い，末梢での酸素欠乏は明らかです．循環補助と同時にどのように呼吸補助を行うか考えます．機械的呼吸補助としては，自然気道での非侵襲的陽圧換気（NPPV）と high flow nasal canula（HFNC），気管挿管を伴う侵襲的陽圧換気（IPPV）があります．場合によっては体外循環も用いられます．現在の状態を肺炎に併発するCOPD急性増悪ととるか，急性呼吸窮迫症候群（ARDS）を起こしていると考えるかによって対応は異なるかもしれません．肺炎に対する各種ガイドラインでのNPPVとHFNCの取り扱いは**表1**の通りです．

2) NPPVとHFNCの比較

　NPPVは歴史があり，症例も蓄積されているため，適・不適がわかってきています．推奨度Aとされている疾患はCOPDの急性増悪や心不全の急性増悪などであり，肺炎はCOPDを合併していない場合は推奨されていません．これは，喀痰の排出困難から無気肺形成，呼吸不全の増悪をきたすリスクがあるためです．

　一方で，HFNCのメリットとしては，通常のマスクに比べてFiO$_2$の正確性が高いこと，死腔のwashoutによりCO$_2$再吸収を防ぐこと[6]，気道分泌物の除去や無気肺形成を予防できること，そして50 L/分で平均3.31±1.05 cmH$_2$O程度のPEEP（positive end expiratory pressure：呼気終末陽圧）効果[7]があることがあげられます．

　NPPVとHFNCは比較研究されています．2015年に報告されたFLORALI試験[8]は，急

表1　ガイドラインにおける肺炎関連疾患に対するNPPV，HFNCの推奨

ガイドライン	NPPV	HFNC
成人肺炎診療ガイドライン2017 [1]	COPD合併症例ではICU滞在期間の短縮，挿管率と死亡率の低下から推奨されるが，その他の基礎疾患では有効性が明らかでなく，肺炎に対して積極的に推奨する根拠がない	取り扱いなし
SSCG 2016 [2]	敗血症によるARDSではNPPVを推奨しない	取り扱いなし
敗血症診療ガイドライン2016 [3]	取り扱いなし	取り扱いなし
NPPVガイドライン [4]	肺炎やARDSはNPPV失敗の可能性が高い．ARDS症例でのNPPV施行については慎重であるべきである．他臓器の障害が少ない軽症ARDSに対してはNPPVの使用が推奨される．COPD患者に合併した重症肺炎に対してはNPPVの使用が推奨される．非COPD患者に合併した重症肺炎に対してはNPPVの有用性は明らかではない	取り扱いなし
COPD診断・治療ガイドライン [5]	COPDの増悪に対してはNPPVによる換気補助療法が有効である肺炎の併発に関しては記載なし	取り扱いなし

性Ⅰ型呼吸不全の患者に対するHFNC，NPPV，通常の酸素投与を比較したものです．結果は挿管率，28日時点での人工呼吸器離脱率，90日死亡率，すべてにおいてHFNCがNPPVに勝っています．ただし，これはNPPVが得意とするⅡ型呼吸不全は除外され，NPPVが苦手とする肺炎が全体の約80％を占めているという背景を理解したうえで考える必要があります．

この症例ではどうでしょう．基礎疾患にCOPDをもち軽度の呼吸性アシドーシスを認める肺炎であるため，今回は呼吸性アシドーシスの増悪リスクを考慮し，NPPVを選択しました．

2 NPPVの初期設定と観察

1）初期設定

急性期のNPPVで最も使用されているのはPhilips社のV60だと思います．このため，V60の設定を紹介します．モードはいくつかありますが，急性期ではS/Tモードを使用することが多く，肺炎を併発していないCOPD急性増悪やⅡ型呼吸不全では換気量を補償するため，AVAPS（average volume assured pressure support，設定された一回換気量を維持するためにプレッシャーサポートレベルを自動的に調整するモード）も用いることがあります．FiO_2は状態に合わせて0.6〜1.0で開始し，SpO_2が90〜95％程度になるように調節します．ライズタイムは吸気流速が速くなるARDSやCOPD急性増悪では短く設定し，拘束性肺障害や神経筋疾患では長めにするのがポイントです．ただし，COPD急性増悪でもしっかりと換気量を入れたいときには長めにします．当院では初期設定はIPAP/EPAPを8/4 cmH$_2$O，ライズタイム3，呼吸回数12回/分で開始し，患者受け入れ状態，SpO_2や呼吸パターンを見ながら調整しています．

2）NPPV導入のコツ

NPPVを鎮静下で行うこともありますが，それはあくまで例外であり，基本的には患者理解のうえで，受け入れていただく必要があります．このためには，NPPVを導入するときが最も大切です．マスクを当てて，いきなりバンドを締め付けていませんか？呼吸苦があるなかで圧迫感のあるマスクを押し付けられても受け入れられるはずはありません．マスクは敵ではない，ということを認識していただくステップが必要です．今からマスクを使って治療を開始すること，呼吸補助のために空気がたくさん出てきて最初は苦痛があるかもしれないが慣れてくること，などを十分に説明したうえで，マスクを手で当てます（図1）．決して最初からバンドは締めません．マスクは顔に乗せるつもりで付け，そのうえで機械を起動させ，受け入れられることを確認してからバンドを締めるようにします．

> **ここがポイント**
> NPPVの導入では，受け入れのステップをつくることが導入の近道．

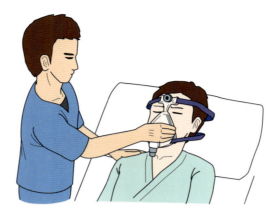

図1 NPPVマスクの当て方（導入時）
はじめはマスクのバンドを締めず，顔に乗せるように付けて受け入れられるか確認をする．

3）NPPVの注意点

　NPPVで問題になることの1つに鼻根部褥瘡を代表とする医療関連機器圧迫創傷（medical device related pressure ulcer：MDRPU）があります[9]．NPPVはマスクを密着させること，リークを減らすことに力を入れすぎ，バンドをきつく締め付けてしまいがちです．当院では，マスクの圧着部位にはワセリンを塗布しており，マスクを滑らせることにより摩擦抵抗を下げる褥瘡予防を行っています．発赤の頻度も低下し，褥瘡形成は認めなくなりました[10]．

　モニターをチェックする際にはリークが最も気になると思います．インテンショナルリーク（必ず出るリークで，10〜20 L/分程度）とアンインテンショナルリーク（マスクと顔の隙間からのリークで，20 L/分が目標）があります．total leakとして30〜40 L/分が目標値とされますが，EPAPが上がるとインテンショナルリークが増え，IPAPが上がるとアンインテンショナルリークが増えることは避けられません．少し心にゆとりをもって，患者の受け入れ，MDRPUの予防を優先的に考えることも重要です．

3　初期評価と継続の可否判断

　人工呼吸器を装着した患者では導入30分後が初期評価の1つの目安ですが，ここまでは必ず付き添い，血液ガスを採取します．問題なければ1時間，2時間，4時間と時間をあけながらフォローします．

　HFNCもNPPVも我慢しすぎは禁物です．挿管への移行が遅れたため死亡率が上昇する報告もあります．

> **症例のつづき**
>
> NPPV装着30分後のバイタルと血液ガスを再検してみた．
> V60：IPAP 8 cmH2O，EPAP 4 cmH2O，FiO2 0.6
> GCS E3V4M6，JCS Ⅰ-1，SpO2 90％，呼吸数28回/分
> 動脈血液ガス分析：pH 7.29，pO2 62 mmHg，pCO2 50 mmHg，HCO3⁻ 26 mmol/L，Lac 6.0 mmol/L

　本症例にNPPVを導入してみましたが，改善傾向はありません．筆者は，**意識レベル，呼吸回数，酸素化，アシデミア**の4項目の半数以上で改善が認められれば継続とし，認められなければ挿管へ移行するべきと考えています．この患者では改善していないため，挿管としました．

> ☞ **ここがポイント**
>
> 　NPPVでは1〜2時間以内に改善傾向がなければ挿管へ移行させる．チェックポイントは意識レベル，呼吸回数，酸素化，アシデミアの改善．

4 挿管時の人工呼吸

1）初期設定

　挿管ができれば人工呼吸器の初期設定です．いきなりAPRVにしよう，とかCPAPでもいいよね，とはなりません．また，最初はフルサポートが基本のため，SIMV（synchronized intermittent mandatory ventilation）ではなく，assist controlで行います．

　pressure control ventilation（PCV）かvolume control ventilation（VCV）かは差がないといわれてきました．ICUでは正常肺の過膨張を防ぎ，疾患肺の拡張を促すためにPCVで管理をすることが多いと思います．しかし最近，自発呼吸管理下ではVCVの方が肺障害は少ないという報告[11]や術中はVCVで管理した方が術後合併症が少ない[12]といった報告があり，議論が再燃しそうです．当院では，閉塞性肺疾患でPCVでは換気が入らないとき，特に喘息重積発作ではVCVを用いますが，それ以外はPCVで管理しています．設定のポイントは**表2**に示します．

2）モニタリング

　30分後の血液ガスフォローはNPPVを装着したときと同じです．

　人工呼吸器ならではのモニタリングとしては，グラフィックモニターとend tidal CO2（EtCO2）があります．EtCO2に関してはレジデントノート2015年8月号特集の「カプノメータ」が勉強になりますが，特にCOPD急性増悪のときにはPhase Ⅲの傾きが大きくなり，波形角度を診て気管支拡張薬の追加を検討することもあります．

　グラフィックモニターでは，通常画面では横軸を時間軸として圧，流量，換気量の曲線を出しています．この症例のようにCOPDの急性増悪かARDSかの鑑別の必要性を考える

表2　挿管時の人工呼吸器の設定

呼吸器設定	管理目標	補足
酸素化の目標	PaO_2：55〜80 mmHg SpO_2：88〜95％程度	FiO_2を可能な限り早く下げる
PEEP（cmH_2O）	ARDS networkのPEEP table（下表）参照	下表に記載
1回換気量	6〜8 mL / PBW・kg 1 mL/kgずつ減量し， pHをみながら4 mL/kgまで減量	予想体重（PBW）を使用 男性：50 + 0.91 ×（身長 − 152.4）kg 女性：45.5 + 0.91 ×（身長 − 152.4）kg
呼吸回数	6〜30 回/分	pHは7.2〜7.35程度 呼吸性アルカローシスは避ける 35回程度まで増やすのも可
プラトー圧	30 cmH_2O	吸気ホールドを行い測定する
吸気：呼気　時間	1：1〜1：3程度	COPD急性増悪のときは呼気時間を長めに設定

PEEP/FiO_2 table

PEEP	5	5〜8	8〜10	10	10〜14	14	14〜18	18〜24
FiO_2	0.3	0.4	0.5	0.6	0.7	0.8	0.9	1.0

症例ではVCVにてピーク圧とプラトー圧を測定することは重要です．ピーク圧もプラトー圧も高いときはARDSの可能性を考え，肺保護換気を意識した管理，low tidal，high PEEP，場合によってはリクルートメントを行います．一方で，ピーク圧は高いのにプラトー圧は低いときはCOPD急性増悪の可能性を考え，気管支拡張薬の吸入（気管支拡張薬はメプチン®ではレスピレーサー，アトロベント®ではベントチャンバーを用いています），ステロイド投与の可否を検討します．

　グラフィックモニターの表示だけではなく，ほとんどの機械では図2,3のようなflow-volume curve（FVC），pressure-volume curve（PVC）を描出させられます．FVCは縦軸にフロー（流量），横軸に換気量を示します．肺機能検査でおなじみの波形ですが，180°回転していることに注意してください．PVCは縦軸が換気量，横軸が気道内圧を示します．

　COPD急性増悪の際には，short-acting β agonist（SABA）であるメプチン®やサルタノール®を投与すれば，10分程度から効果が出現します．その際に聴診のみではなく，モニターでも改善を確認してください．また，無気肺の形成を疑うようなコンプライアンスの低下をきたしているときには血圧をみながらリクルートメントをトライします．ただし，リクルートメントを行っても予後は改善せず，合併症が増えるだけ，という報告も出ましたので症例選択は今後の課題かもしれません[13]．

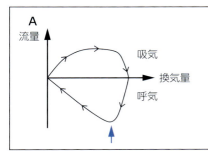

正常時
・患者が吸気を開始 → FVC は時計回りに曲線を描く
・呼気のフローは↑. このフローを見ることで呼気抵抗がわかる（ピークフロー）．フローの減少は直線的になる．

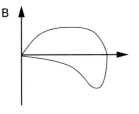

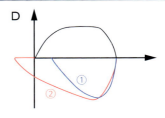

閉塞性肺疾患（COPD，喘息など）
呼気のフローが上に凸になる．
気管支拡張薬の効果で直線的になる．

Auto-PEEP の出現
換気量がゼロになっても呼気フローが継続．喘息，COPD，ARDS，心不全などで出現する．
PEEP を上げたり呼気時間の延長で対応．

起点と終点が異なるとき
① 吸気量＞呼気量
　回路内リークが存在する．
② 吸気量＜呼気量
　咳嗽，体位変換で一過性に出現．

図2 flow-volume curve（FVC）の異常な変化

❶ 肺の状態の数値化

　肺の状態は，モニターでの視覚的なものだけではなく計算式で数値化することも可能です．図4のようにARDSの場合は簡易に計算できる静的コンプライアンスを計算し，閉塞性肺疾患のときには気道抵抗を計算します．簡易式なので目安ですが，継続的にみたときの変化は参考になります．

❷ 気管支鏡によるモニタリング

　グラフィックモニターではありませんが，気管支鏡も有用なモニタリング手段です．トイレッティングにて喀痰による機械的な閉塞からの無気肺を解除したり，リハビリによる体位ドレナージの際にどのような姿勢をとるのがよいのか，理学療法士と相談することもできます．連日行うことで喀痰量の変化や喀痰の粘度からムコフィリン®などの吸入が必要か，加湿は十分かといった評価もできます．喘息ではスパズムを起こすことがあるので注意が必要ですが，気道浮腫の状態がどう変化するのかを観察することも治療のうえで参考にしています．

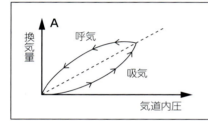

正常時
・吸気とともに気道内圧が上昇し，換気量が増大する
・サーファクタントにより表面張力があるため，吸気と呼気で同じ経路をたどらない
・ループの幅が気道抵抗を示し，気道抵抗が大きくなるとループの幅も広がる

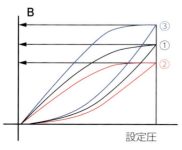

PCVでのコンプライアンスの変化
① 正常肺
② コンプライアンスの低下した肺：ARDS，間質性肺炎など
③ コンプライアンスの上昇した肺：COPDなど

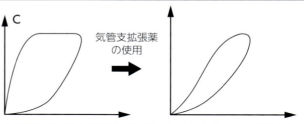

気管支拡張薬により気道内圧が小さくなるとループの幅が小さくなる．VCVよりもPCVの方がより顕著になる．

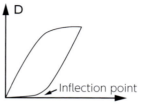

ARDSなどでの無気肺形成時
気道内圧の上昇とともに虚脱の改善を急激にきたす．
Inflection pointと呼ぶ．

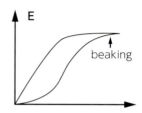

過膨張による肺の過伸展
鳥のくちばしのようにとがった形（beaking）で吸気から呼気へ変化する．
1回換気量が多すぎる．

図3 pressure-volume curve（PVC）の異常な変化

静的コンプライアンス：1回換気量（mL）÷〔プラトー圧（cmH_2O）− PEEP（cmH_2O）〕
　正常値は60〜80 mL/cmH_2O

気道抵抗：〔ピーク圧（cmH_2O）−プラトー圧（cmH_2O）〕÷吸気流量（L/秒）
　正常値は6〜12 cmH_2O/L/秒

図4 静的コンプライアンスと気道抵抗の計算式

5 もう1歩先に…

ここ最近のトピックとして，モニタリングの方法としての経肺圧，治療手技として筋弛緩薬，腹臥位療法，V-V ECMOについて少し紹介します．

1) 経肺圧

この後に紹介する筋弛緩薬が重症ARDSに対してなぜ有効かを考える際に経肺圧の視点が1つの考え方になります．経肺圧は実際に肺にかかる圧のことで，経肺圧＝気道内圧－胸腔内圧で計算できます．実際の臨床では胸腔内圧は食道内圧を代用として計算します．経肺圧をもとにPEEPの設定をした方が予後が改善する報告があり，注目されています[14]．自発呼吸が強く，設定以上に吸気をしてしまうような自発呼吸の暴走の際には強い吸気から胸腔内圧が下がり，経肺圧が上がることで人工呼吸器関連肺障害の可能性を上げてしまいます．逆に肥満患者などで胸腔内圧がもともと高い場合，呼気時に経肺圧が陰圧になり肺の虚脱を招く可能性もあります（図5）．これらを評価しながら適切な経肺圧を保つことを意識することが必要ですし，専用の人工呼吸器も出てきています．ただし，食道内圧はチューブの位置調整や体位，腹圧にも影響されるため，注意が必要です．

2) 筋弛緩薬

2010年にNEJMに報告された重症ARDSに対して人工呼吸開始後48時間以内の筋弛緩が予後を改善する，という報告から話題になりました[15]．この論文での筋弛緩薬，シスアトラクリウムが国内にないため議論はありますが，過剰な吸気努力により6〜8 mL/IBWが達成できないようなときに時間を限定して使用する，というのが現実的だと思います．ICU acquired weaknessとの相関は間違いなくあるため，筆者は数時間ごとにOFFにし，自発呼吸での呼吸パターンを確認し，継続の可否を決めています．

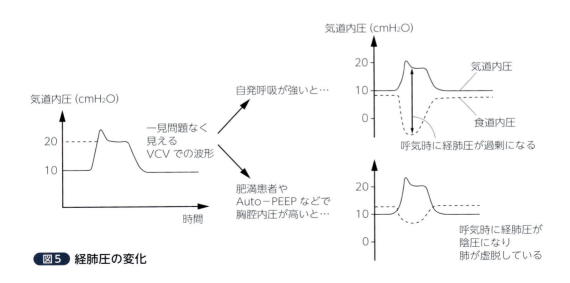

図5 経肺圧の変化

3）腹臥位療法

2013年にGuérinらがP/F比＜150のARDSに対してlow tidal volume併用下での腹臥位換気の早期導入が28日死亡率を半減させたというRCTを発表しました[16]．ARDSにおいて背側に広範囲につくられる無気肺の開放を体位の変化により行う方法です．P/F比150以下の重症患者に対して，1日16時間程度の長時間を腹臥位とし，肺保護換気を併用することがポイントですが，チューブトラブルだけでなく褥瘡形成，神経圧迫などのトラブルがあり，達成は困難です．当院では姿勢保持の問題から，前傾側臥位をとる時間をつくることにより背側無気肺の軽減を図っています．時間経過とともにリクルートメントが起こり，急激に喀痰が出てくることもあるため，適宜，吸引が必要です．個人的には，筋弛緩薬を使用しているときには無気肺形成は必発のため必須だと考えます．

4）V-V ECMO

2009年に報告されたCESAR trialは，可逆性呼吸不全患者に対して人工呼吸器装着7日以内にV-V ECMO（veno-venous extracorporeal membrane oxygenation）を使用することで6カ月死亡，重度機能障害ともに減少したというものです[17]．High PEEP，High FiO_2，循環動態も不安定といったなかで搬送は困難です．

現在，重症ARDSに対するECMOの有効性を検討するEOLIA trialが進行中です．執筆時点では結果がまだですが，結果が楽しみです．

5）ARDSに対する途中でのCT評価

ARDSは第1期の浸出期，第2期の増殖期，第3期の線維化期があります．可能ならば7日頃にCTで評価し，線維化の程度から死亡率や人工呼吸器離脱といった予後を予測します[18]．予後が悪く長期の人工呼吸器管理が必要と判断される症例は，早期気管切開による死腔の減少なども検討しています．

おわりに

ICUで敗血症からの呼吸不全といわれると，ARDSを思い浮かべる研修医の先生が多いと思います．敗血症に呼吸不全を合併しているとき，呼吸不全の原因は肺炎だけなのか，COPDや気管支喘息による閉塞性肺疾患が原因なのか，基礎疾患として間質性肺炎を有する慢性呼吸不全の急性増悪なのか，ARDSなのか，実は心不全なのか．こういった呼吸不全に至った原因を考えることが治療に直結する重要なポイントかもしれませんし，非常に興味深いポイントだと思います．

引用文献

1) 「成人肺炎診療ガイドライン2017」(日本呼吸器学会成人肺炎診療ガイドライン2017作成委員会/編),日本呼吸器学会,2017
2) Rhodes A, et al：Surviving Sepsis Campaign：International Guidelines for Management of Sepsis and Septic Shock：2016. Intensive Care Med, 43：304-377, 2017
3) 日本版敗血症診療ガイドライン2016作成特別委員会：日本版敗血症診療ガイドライン2016. 日集中医誌, 24：S1-S232, 2017
4) 「NPPV(非侵襲的陽圧換気療法)ガイドライン(改訂第2版)」(日本呼吸器学会NPPVガイドライン作成委員会/編),南江堂,2015
5) 「COPD(慢性閉塞性肺疾患)診断と治療のためのガイドライン 第4版」(日本呼吸器学会COPDガイドライン第4版作成委員会/編),メディカルレビュー社,2013
6) Nishimura M：High-flow nasal cannula oxygen therapy in adults. J Intensive Care, 3：15, 2015
7) Parke RL, et al：The effects of flow on airway pressure during nasal high-flow oxygen therapy. Respir Care, 56：1151-1155, 2011
8) Frat JP, et al：High-flow oxygen through nasal cannula in acute hypoxemic respiratory failure. N Engl J Med, 372：2185-2196, 2015
9) 「ベストプラクティス 医療関連機器圧迫損傷」(日本褥瘡学会/編),照林社,2016
10) 菊池弘恵,他：非侵襲的陽圧換気療法のマスク接触部に用いる皮膚保護材の違いによる発赤発生率の比較.日呼吸ケアリハ会誌, 23：176-181, 2013
11) Yoshida T, et al：Volume-controlled Ventilation Does Not Prevent Injurious Inflation during Spontaneous Effort. Am J Respir Crit Care Med, 196：590-601, 2017
12) Bagchi A, et al：The association of postoperative pulmonary complications in 109,360 patients with pressure-controlled or volume-controlled ventilation. Anaesthesia, 72：1334-1343, 2017
13) Writing Group for the Alveolar Recruitment for Acute Respiratory Distress Syndrome Trial (ART) Investigators：Effect of Lung Recruitment and Titrated Positive End-Expiratory Pressure (PEEP) vs Low PEEP on Mortality in Patients with Acute Respiratory Distress Syndrome：A Randomized Clinical Trial. JAMA, 318：1335-1345, 2017
14) Talmor D, et al：Mechanical ventilation guided by esophageal pressure in acute lung injury. N Engl J Med, 359：2095-2104, 2008
15) Papazian L, et al：Neuromuscular blockers in early acute respiratory distress syndrome. N Engl J Med, 363：1107-1116, 2010
16) Guérin C, et al：Prone positioning in severe acute respiratory distress syndrome. N Engl J Med, 368：2159-2168, 2013
17) Peek GJ, et al：Efficacy and economic assessment of conventional ventilatory support versus extracorporeal membrane oxygenation for severe adult respiratory failure (CESAR)：a multi-centre randomised controlled trial. Lancet, 374：1351-1363, 2009
18) Ichikado K, et al：Prediction of prognosis for acute respiratory distress syndrome with thin-section CT：validation in 44 cases. Radiology, 238：321-329, 2006

参考文献・もっと学びたい人のために

1) 「Dr.竜馬の病態で考える人工呼吸管理」(田中竜馬/著),羊土社,2014
　↑とっつきやすい語り口の田中竜馬先生の本はファンが多いと思います.

2）「Pilbeam's Mechanical Ventilation: Physiological and Clinical Applications, 6th edition」（Cairo JM），ELSEVIER，2016
　↑ヘスとカクマレックもよいけれど，こっちもおもしろいです．

Profile

高田哲男
Tetsuo Takata

市立伊丹病院 呼吸器内科 副医長（2018年1月より県立尼崎総合医療センター 救急集中治療科 医長）
呼吸器内科をしながら，人工呼吸器が好きで県立西宮病院の救命センターで勉強したり，今度は県立尼崎総合医療センターの救急集中治療科に行ったりしています．ARDS後の呼吸不全が遷延した方などをフォローし，年単位で改善していく様子を診られると呼吸器内科医でよかったな，と思います．

特集 敗血症を診る！ リアルワールドでの初期診療

ケースから考える敗血症初期診療 ⑥
慢性腎臓病，血液透析患者での循環・電解質管理

岩下義明

① CKD患者は感染症を起こすリスクが高い
② CKD患者であっても敗血症性ショックに対する治療原則は変わらない
③ ただし，うっ血性心不全，電解質異常などCKD患者で注意しないといけない点には普段より丁寧に管理を行う必要がある

はじめに

慢性腎臓病（chronic kidney disease：CKD）患者の診療は水分管理，電解質管理などの面で注意すべき点が多く，苦手にしている臨床医も多いと思います．この機会に，リアルワールドでの診療をみてみましょう！

症例

60歳代男性．
来院1カ月ほど前から陰部浮腫を自覚，10日ほど前から食欲不振を自覚し近医を救急受診．CTにて陰部のFournier壊疽が疑われ，当院へ紹介となる．
以前から糖尿病を指摘されるも放置され，1年前の健康診断からは腎機能の悪化も指摘されていた．
【来院時】
血圧89/63 mmHg，脈拍124/分，中心静脈圧（CVP）7 mmHg
心エコー：wall motion EF 60％程度，右室は虚脱，下大静脈（IVC）虚脱
血液検査：WBC 16.1 × 10^3 /μL，Hb 9.0 g/dL，Plt 292 × 10^3 /μL，TP 6.7 g/dL，Alb 2.4 g/dL，BUN 66 mg/dL，Cre 2.15 mg/dL，eGFR 26.1 mL/分/1.73 m^2，Na 133 mEq/L，K 4.5 mEq/L，Cl 87 mEq/L，Ca 8.1 mEq/L，CRP 29.36 mg/dL，pH 7.41，

PCO₂ 29 mmHg, PO₂ 146 mmHg, HCO₃⁻ 18.4 mmol/L, BE -5.4 mmol/L, Lac 16.7 mmol/L

敗血症と診断し，輸液負荷1,000 mL投与を行い，ノルアドレナリンを0.2 µg/kg/分で開始した．血液，創部培養提出後，抗菌薬はメロペネム＋クリンダマイシンを開始し，会陰部の切開排膿目的に手術室へ搬送した（19：00）．

【経過】

手術後ICU入室時（22：00）：血圧87/59 mmHg，心拍数102／分，CVP 8 mmHg，SVV 15，尿量0.3 mL/kg/時程度，Lac 8.9 mmol/L

輸液は100 mL/時で開始し，輸液負荷（200 mL）を追加したところ，SVVの低下がみられたため，メインの輸液量を200 mL/時に増量したが，尿量は増えず．

深夜帯で徐々に血圧上昇と脈拍低下がみられたため，ノルアドレナリンは0.1 µg/kg/分まで減量された．

翌朝，CVP 18 mmHg，SVV 8，Lac 1.2 mmol/Lとなるも尿量は0.3 mL/kg/時程度のままのため，CRRTを開始した．除水量は20 mL/時で開始し，循環動態の不安定化がみられないことを確認しながら徐々に増量した．

1 まず，CKDってなんだ？

慢性腎臓病（chronic kidney disease：CKD）は米国腎臓病財団（NKF）が提唱した概念で，腎機能の低下が3カ月以上持続するもののことをさします．表1のように腎機能（GFR）や蛋白尿の程度によりその重症度を分類します[1]．CKD患者は透析導入の有無にかかわらず非CKD患者に比べ感染症をきたすリスクが高く，死亡率が高いことが知られています[2, 3]．

表1 CKDの重症度分類

原疾患	蛋白尿区分		A1	A2	A3
糖尿病	尿アルブミン定量（mg/日） 尿アルブミン/Cr比（mg/gCr）		正常 30未満	微量アルブミン尿 30〜299	顕性アルブミン尿 300以上
高血圧，腎炎， 多発性腎嚢胞， 移植腎，不明，その他	尿蛋白定量（g/日） 尿蛋白/Cr比（g/gCr）		正常 0.15未満	軽度蛋白尿 0.15〜0.49	高度蛋白尿 0.50以上
GFR区分 (mL/分/ 1.73 m²)	G1	正常または高値	≧90		
	G2	正常または軽度低下	60〜89		
	G3a	軽度〜中等度低下	45〜59		
	G3b	中等度〜高度低下	30〜44		
	G4	高度低下	15〜29		
	G5	末期腎不全（ESKD）	<15		

重症度は原疾患・GFR区分・蛋白尿区分を合わせたステージにより評価する．CKDの重症度は死亡，末期腎不全，心血管死亡発症のリスクを　　　のステージを基準に，　　　，　　　，　　　の順にステージが上昇するほどリスクは上昇する．
(KDIGO CKD guideline 2012を日本人用に改変)
文献1より転載．

2 循環管理をどうするか？

1） 輸液量をどうするか？

　一般的なCKD患者に対しては「水分制限」が原則ですが，敗血症性ショックをきたした患者の管理はより複雑です．敗血症では，末梢血管の拡張と間質への水分喪失のため，血管内水分が不足した状態になります．そのため**CKD患者であっても大量輸液が必要**になります．

　CKDの有無にかかわらず，敗血症患者の輸液は「何mL入れたか」ではなく，「血管内水分量がどれくらいあるか」，あるいは「輸液反応性があるか」，ということが重要になります．従来はCVP（central venous pressure），IVC（inferior vena cava）径などの静的指標，SVV（stroke volume variation：1回拍出量変動）やPPV（pulse pressure variation：脈圧変動）などの動的指標を用いて血管内水分量を評価してきましたが，近年は輸液負荷試験やpassive leg raising testなどで輸液反応性の有無を確認する方法の有用性が報告されるようになりました[4]．こういった指標を用いて輸液反応性を予測しながら輸液量を決定していきます．

　本症例では輸液は100 mL/時で開始し，SVV高値が遷延したため，200 mLの輸液負荷を行い，その後SVVの低下を認めたため，輸液速度を200 mL/時へと増量していきました．輸液の種類は一般的な細胞外液でかまいません．ただし高カリウム血症に注意する必要があります．カリウム上昇がみられる場合は，血液浄化の開始を考慮すべきでしょう．

2） 血管作動薬をどうするか？

　こちらも原則はCKDのある敗血症患者だからといって特別に考える必要はありません．一般的な敗血症の治療原則に基づき，大量輸液を行い，それでも循環動態の安定化が得られない場合はカテコラミンの投与を開始します．使用する薬剤はノルアドレナリンを第一選択とします．管理の指標としては，平均血圧や乳酸値の変化を重視することになります．

　CKD患者は動脈硬化性病変を伴っていることが多く，輸液量が不十分なところに過剰なカテコラミンを投与すると末梢循環障害をきたすことがあります．四肢末端の色調の変化，冷感を適宜確認し，虚血を疑う所見があれば足背動脈のドップラー音を確認するようにしましょう．カテコラミンの増量を考える前には，前述の血管内水分量の指標で十分な輸液が入っていることを確認しましょう．

3） 血液浄化はいつはじめる？

　renal indicationとしての血液浄化開始の絶対適応は「うっ血性心不全，高カリウム血症，アシドーシス」になります．現実的には人手のある日勤帯に始めておきたい，といった理由で始めることもあります．最近では敗血症性ショックの急性腎障害の患者に対し早期に持続的腎代替療法（continuous renal replacement therapy：CRRT）を開始した方が生命予後がよいというメタ解析論文も出ており，緊急で透析が必要になるよりは早く開

始する方がよいのでしょう[5]．

敗血症性ショックに対する血液浄化は，non-renal indicationといって炎症性サイトカインを吸着する目的で使用されることがあります．この効果については後述します．議論の分かれるところではありますが，メインの輸液500 mL/時以上，ノルアドレナリン0.5 γ以上など超高度の敗血症性ショックの場合には，科学的真偽のほどはさておき，血液浄化を使用してみる価値はあると思います．CKD患者の敗血症性ショックで，いつかはrenal indicationでの血液浄化が必要になると容易に予想される患者であれば，non-renal indicationの意味も含めてショック期から血液浄化を導入することも許容されると考えます．

4）血液浄化の方法は？

急性血液浄化の方法は，担当医や施設，さらには国によっても方法がさまざまで，必ずしも一定の見解がありません．ここでは下記の点について，筆者の個人的な考えも合わせて簡単にご紹介します．

❶ 透析処方量をどうする？

持続血液濾過透析法（continuous hemodiafiltration：CHDF）の濾過量と透析量を合わせたものを透析処方量と定義すると，日本での1日の保険適用の透析処方量は15〜20 Lとされています．当院ではこれを透析と補液で500 mL/時（＝12 L/日），300 mL/時（＝7.2 L/日）に振り分けて設定することをルーチンとしています．日本ではこのように保険適用の最大となる透析処方量から逆算して透析流量を決定している施設が多いと思います．海外の文献での一般的な透析処方量は体重あたりに換算して20〜50 mL/kg/時と表記され，これを体重60 kgとして1日量に直すと29〜72 L/日となり，日本の透析処方量が海外に比べてきわめて少ないことがわかります（なお，日本の透析処方量を体重60 kgの人に適用して換算すると，体重あたり10.4〜13.9 mL/kg/時になります）．透析処方量に関する臨床研究はいくつかありますが，最近日本から出された観察研究では14.3 mL/kg/時の透析量でも海外の報告と比して予後は悪くなかったとされており[6]，さらなる研究が必要と考えられます．

❷ 抗凝固薬は何を使用する？

CRRTは長時間体外循環を行うことになるので，回路の凝固を防ぐために抗凝固薬の使用が必要になります．本邦ではナファモスタットが使用されることが多く，当院ではナファモスタット30 mg/時を第一選択としています．海外ではヘパリンを使用することも多く，出血性合併症が危惧される場合は抗凝固薬なしで施行するという報告[7]もあります．

5）何から減らす？ 〜輸液？ カテコラミン？ はたまた除水量アップ？

敗血症性ショックの初期対応として大量輸液，カテコラミン投与に，CRRTを開始して，抗菌薬が数回投与され，乳酸値が低下傾向になり，平均血圧が安定して65 mmHgを上回る状態になったら，次に考えるのは何から減らしていくか，ということになります．あま

りはっきりした科学的根拠はありませんが，私のやり方をご紹介します．

まずノルアドレナリンが0.2γを上回る投与量であれば，0.2γまでは優先的に減量します．これは前述の通り末梢循環障害を予防する目的です．輸液量は200 mL/時を上回る状態であれば優先して下げていきます．これは量が多すぎるとうっ血性心不全による酸素化不良や腹部コンパートメントなどの弊害が起きる可能性があるからです．ノルアドレナリン0.2γ，輸液200 mL/時程度まできたら，あとはSVVやSVRIなどの指標を見ながら交互に下げていくというイメージです．CRRTの除水はうっ血性心不全に伴う酸素化不良や腹部コンパートメントの所見がなければあまり急ぎません．特にCKDでも自尿が出る患者ではノルアドレナリン0.2γ，輸液200 mL/時程度まできたら20 mL/時とごく少量で除水を開始します．十分な自尿が得られればそちらを優先し，自尿が得られないようであれば，40→80→120 mL/時と徐々に増量していきます．ここでやってはいけないことは，除水を焦って，血管内水分が少ない状態で開始してしまうことです．前述の通り，血管内水分量が少ない時期にカテコラミンの投与量が多くならないように注意が必要です．

症例2

60歳代男性．
5年前から維持透析中．来院1カ月前にシャント吻合部にシャント瘤の形成があり，他院にて瘤切除および人工血管シャント作成術を施行していた．来院1週間前より微熱，嘔気嘔吐，倦怠感などがあり近医を受診した．シャント部に膨隆がみられ，シャント感染疑いで手術を目的に当院へ転院となった．

【来院時】
意識レベルGCS 1-1-4
血圧 110/75 mmHg，心拍数 125/分
いびき様呼吸，SpO$_2$ 100％（10 L/分 リザーバーマスク）
右前腕シャント部の膨隆，発赤腫脹あり

血液検査：WBC 21.0×10^3/μL，Hb 7.7g/dL，Plt 60×10^3/μL，TP 4.8 g/dL，Alb 2.5 g/dL，BUN 185 mg/dL，Cre 10.8 mg/dL，eGFR 4.6 mL/分/1.73 m^2，CRP 15.4 mg/dL，Na 139 mEq/L，K 5.4 mEq/L，Cl 101 mEq/L，Ca 8.3 mEq/L，無機P 5.1 mg/dL，Mg 2.4 mg/dL，APTT 60.4 sec，PT-INR 1.35，Fib 405 mg/dL，PCT 46 ng/mL

【経過】
シャント感染に伴う敗血症と診断した．来院当日にグラフト抜去術を施行．グラフト周囲には膿汁が充満していた．初期治療としてバンコマイシン＋セフトリアキソンを選択した．その後血液培養からMRSAを検出した．
表2にCa，無機P，Mgの推移を示します．

表2 ● 症例2の電解質の推移

	来院日	2日目	3日目	4日目	7日目	10日目
Ca（mg/dL）	7.7	7.3	7.5	6.8	6.7	6.7
無機P（mg/dL）	8.0	—	—	11.3	12.4	—
Mg（mg/dL）	2.4	—	—	—	—	—

基準値：Ca 8.8～10.1 mg/dL，無機P 2.7～4.6 mg/dL，Mg 1.8～2.4 mg/dL.
—：測定なし.

3 電解質管理をどうするか？

　CKDに伴うミネラル代謝異常はCKD-mineral and bone disorder（CKD-MBD）と総称されます．腎臓はCaやPなどの代謝にも影響しており，骨代謝や血管硬化性病変に関与しています．CKD患者は腎臓のビタミンDの活性化が障害されるため，Caの吸収が低下し副甲状腺ホルモン（PTH）の分泌が亢進して，骨代謝の回転が早まります．その結果，骨に多く含まれるCaやPが血中に増加し，透析で除去しきれずに特にStage 4以降のCKDではCa値，無機P値が上昇してくることがあります．

　とりわけ，敗血症患者では早期からの経腸栄養が推奨されており，近年では高タンパク栄養の有用性が指摘されるようになっています．CRRTを行っている患者は透析膜によるタンパク吸着があるため，タンパク投与量を制限しないことが多く，結果としてタンパク中に多く含まれるPが上昇しやすくなります．

　また，腎不全患者の電解質管理でもう1つ注意しなくてはならないのはMgです．敗血症性ショックの患者はICU入室早期（24～48時間以内）に経腸栄養を開始することが推奨されています．しかし，敗血症性ショック患者では腸管蠕動が低下していることが多いため，腸管蠕動亢進薬，便秘改善薬を併用することがしばしばあります．よく使用される薬の1つに酸化マグネシウム製剤があり，腎不全患者に投与し続けると高マグネシウム血症をきたすことがあるため注意が必要です．適宜Mg値をモニタリングし，上昇傾向にあれば他剤への変更を考慮すべきでしょう．

　CRRTを行っている場合は，置換液のMg値が1.0 mEq/Lと低く，Pは含まれていないので，24時間以上持続する場合はMgもPも低下することがあり注意が必要です．

> 【コラム】一律な薬剤選択に注意
> CKD患者へ一律に腎不全患者用の輸液製剤，経腸栄養製剤を使用して，脱水や低カリウム血症をきたすことがあります．腎不全患者用の輸液製剤や経腸栄養剤は一般に水分量が少なくKを含んでおらず，さらにタンパク量が制限されています．敗血症性ショック患者は血管内脱水となっていることが多く，必要なアミノ酸量も亢進していることが知られています．またCRRTを行っているとタンパクは透析膜で吸着されます．病名を見て使用する点滴製剤を決めるのではなく，製剤の内容を理解したうえで患者の今の病態に合わせたものを選択するようにしましょう．

> **☞ Topics：敗血症性ショックに対する非腎的適応（non-renal indication）としての血液浄化療法について**
>
> 　敗血症性ショックに対する血液浄化療法のトピックスとしてPMXやPMMA膜を用いる方法があります．腎機能の代替として用いられる方法（renal indication）に対して，non-renal indicationと呼ばれ，主に日本から多数のデータが報告されています．
>
> 　最も代表的なのがPMXで，これはポリミキシンBを固定した膜を使用することでエンドトキシンを吸着するものです．PMXを使用することで敗血症性ショックが改善するという印象をもつ医師がいる一方，『エビデンスがない』と全く使用しない医師もいます．どちらが正しいのでしょうか？ 近年，この命題に対する臨床試験が行われており，2009年に発表されたEUPHAS trialでは使用が有効であったという結果が報告されています[8]．しかし，この研究は統計学的手法のいくつかの点で反論も多くあります．2015年に発表されたABDO MIX trialでは逆に使用しても生命予後を改善しないという結果が出され[9]，さらに2017年には有用性が否定的なシステマティックレビューまで出されたため[10]，PMXの敗血症の生命予後に対する有用性は否定的と考えるのが妥当でしょう．PMMA膜はポリメチルメタクリレートという膜でIL-6などの炎症性サイトカインの除去能に優れているといわれています．近年ではPMMA膜にもエンドトキシン吸着能があり，PMXは不要であるという報告もありますが，PMMA膜自体がRCTで検証されておらず，その有用性は科学的には不明です．
>
> 　では炎症性サイトカインの吸着はどれくらい必要なのでしょうか？ 筆者の経験でも，確かにこれらを使用したことにより血圧が上昇した，と思える経験があります．こういった経験と臨床試験の結果を併せて考えると，吸着性の膜を用いたCRRTは炎症性サイトカインを吸着することは間違いない，ただし，その患者を救命できるかどうかは手術や抗菌薬といった主となる治療が遅滞なく行われることが最も重要であると考えます．しかし日々の臨床では，さまざまな理由で手術などの絶対的治療が遅滞する（手術室が空かない，患者家族の来院が遅れる，など）場合があります．そういったイレギュラーな場合に，絶対的治療へのつなぎとして使用する意味は残っているのではないかと考えます．

おわりに

　CKD患者の敗血症診療についてみてきました．CKDも併せてもっているからといって怖がることなく，普段通りの敗血症診療をCKD患者の特徴に合わせて丁寧に診ていくこと，そして，エビデンスと経験を併せて自分の診療スタイルを確立していくことが重要と考えます．

引用文献

1）「CKD診療ガイド2012」（日本腎臓学会/編），東京医学社，2012
2）Maizel J, et al：Impact of non-dialysis chronic kidney disease on survival in patients with septic shock．BMC Nephrol，14：77，2013
3）Sarnak MJ & Jaber BL：Mortality causd by sesis in patients with end-stage renal disease compared with the general population．Kidney Int，58：1758-1764，2000

4) Moonet X, et al: Passive leg raising for predicting fluid responsiveness: a systematic review and meta-analysis. Intensive Care Med, 42: 1935-1947, 2016
5) Wang X & Jie Yuan W: Timing of initiation of renal replacement therapy in acute kidney injury: a systematic review and meta-analysis. Ren Fail, 34: 396-402, 2012
6) Uchino S, et al: Validity of low-intensity continuous renal replacement therapy. Crit Care Med, 41: 2584-2591, 2013
7) Uchino S, et al: Continuous venovenous hemofiltration without anticoagulation. ASAIO J, 50: 76-80, 2004
8) Cruz DN, et al: Early use of polymyxin B hemoperfusion in abdominal septic shock: the EUPHAS randomized controlled trial. JAMA, 301: 2445-2452, 2009
9) Payen DM, et al: Early use of polymyxin B hemoperfusion in patients with septic shock due to peritonitis: a multicenter randomized control trial. Intensive Care Med, 41: 975-984, 2015
10) Fujii T, et al: Polymyxin B-immobilized hemoperfusion and mortality in critically ill adult patients with sepsis/septic shock: a systematic review with meta-analysis and trial sequential analysis. Intensive Care Med: 2017

Profile

岩下義明
Yoshiaki Iwashita

三重大学医学部附属病院 救命救急センター
ここ数年バーンアウト気味でした…．今回のテーマは苦手な分野でしたが，仕事をふってくださった大野先生に感謝します．以前ここに書いた私のモットー，『地方の地味な救急医療の現場から世界を驚かす仕事をする』を思い出しながらエンジンを入れなおしつつある今日この頃です．

Book Information

救急超音波診
救急診療にエコーを活用する

監修／森村尚登　編集／本多英喜　著／J-POCKEYS開発ワーキングチーム
- 定価(本体4,600円+税)　- B5判　- 176頁　- ISBN978-4-7581-1799-9

- エコーで全身を診て，迅速に判断するための必須ポイント・考え方を解説！
- 緊急度・重症度の評価・診断やマイナーエマージェンシー，穿刺補助，モニタリング…等，各場面での活かし方を1冊にギュッと凝縮！

来院前〜ICUまで，そして病棟で，エコーを徹底的に活かす！

発行 羊土社

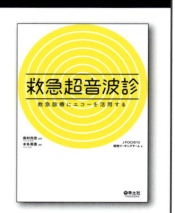

特集　敗血症を診る！ リアルワールドでの初期診療

Global Sepsis Alliance：日本集中治療医学会における敗血症に対する啓発活動

松田直之

① 日本集中治療医学会は，敗血症に関する情報を広めるために，Global Sepsis Alliance（GSA）と連携した
② 世界敗血症デー（World Sepsis Day）は，毎年9月13日である
③ 敗血症の管理を学ぶことで，急性期炎症および多臓器の管理に強くなることができる
④ 敗血症.comは，日本集中治療医学会が提供する敗血症情報のウェブサイトである

はじめに

　2016年に敗血症の定義がsepsis-3[1]として変更され，感染症による臓器不全の進行を阻止する必要性が強調されました．敗血症は，感染症により臓器不全が進行する病態であり，多発外傷，重症熱傷，急性膵炎と並んで，炎症性サイトカインと増殖性サイトカインが上昇する代表的病態です．よって敗血症は急性期炎症の学術と治療を学ぶことができる病態であり，集中治療室で敗血症の診療を学ぶことは全身診療を学ぶうえで重要です．管理技術としては，多発外傷などと同様に，早期発見と早期治療が重視されます．そのうえで，敗血症に関する広報活動が実り，2017年5月26日には世界保健機構の年1回の会議であるworld health assemblyで，「敗血症は世界で解決されるべき優先課題」として議決されました．このような議決は，一夜にして決定されるものではなく，日本集中治療医学会を含む多くの国々の学会や組織の尽力で達成されたものです．本稿では，日本集中治療医学会における「敗血症の理解を広げるための活動」を紹介します．

1 World Sepsis Day

　2012年5月，日本集中治療医学会に，ドイツのKonrad Reinhart先生より，メールが届きました．2012年より2020年までを目標に，毎年9月13日をWorld Sepsis Dayと定め，世界規模で敗血症キャンペーンを行うという企画であり，日本集中治療医学会にも連動してもらいたいという依頼でした．本活動については，すでに2011年4月の段階で，一部の敗血症研究者に流布されていました．そのうえで，この提案に対して日本集中治療医学会は，当時，私を含む国際交流委員会で話し合いをもちましたが，2012年に日本でキャンペーンを行うことは難しいと結論し，国際交流委員会よりWorld Sepsis Dayについての情報のみが日本集中治療医学会ホームページに掲載されました．

　その後，World Sepsis Dayの運用については，国際交流委員会が扱うにしては細かすぎる内容であるとして，日本集中治療医学会内にGlobal Sepsis Alliance委員会（GSA委員会）をad hoc委員会として設置することが提案され，2013年の総会・学術集会の終了後にGSA委員会が発足されました．これにより，2010年にニューヨークで開催されたMerinoff Symposiumで結成されたGlobal Sepsis Alliance（GSA）[2]と連携する体制が日本集中治療医学会に整えられました．

2 Global Sepsis Alliance委員会の活動

　敗血症は，世界全体では年間2,000〜3,000万人が罹患し，年間で約1,000万人以上の成人，約600万人の小児が診療されています．ポスター等の中心的告知のキャッチコピーは，高い死亡率に照準を絞り，「世界では数秒に1人の割合で，敗血症で亡くなる人がいます」としました（図1）．死亡率は地域差があり，現在の日本では院内死亡率は20〜25％でしょう．

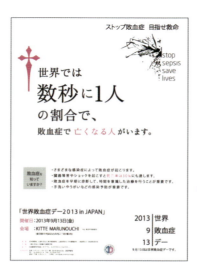

図1　世界敗血症デー2013 in JAPAN
日本集中治療医学会により主催された第1回目の世界敗血症デーは2013年9月13日に，KITTE MARUNOUCHIで開催された．
日本集中治療医学会より許可を得て掲載．

先進国では高齢化，高度先端医療後の免疫機能低下，多剤耐性菌の出現など，一方，発展途上国では貧困，ワクチン不足，栄養失調，治療タイミングの遅延などの問題がとり上げられ，敗血症による死亡率を低下させるためのキャンペーンを展開することになりました．しかし，このような敗血症は，本邦を含めて広く一般には知られておらず，敗血症罹患により死亡したとしても，がんなどの原疾患がある場合には，その原疾患が直接死因であるとご家族や親戚に伝えられるのが一般的でした．医療従事者においても，敗血症に関する知識や概念に差が認められ，必ずしも均質な治療が行われていない状況であり，日本版敗血症診療ガイドライン作成の必要性がありました[3]．

日本集中治療医学会GSA委員会が連動しているGSA[4]は，2012年から毎年9月13日を世界敗血症デーとして，敗血症に関する5つの世界的到達点（Global Goals）を設定し，これらを2020年までに達成することを目標としました．到達目標は下記の5つです．

① 効率的な予防策により敗血症発症率を低下させる
② 成人，小児，新生児での敗血症の救命率を上昇させる
③ 世界中のどこにおいても適切なリハビリテーションを受けられるようにする
④ 一般市民と医療従事者の敗血症に対する理解と認知度を高める
⑤ 敗血症がもたらす負の効果と敗血症予防と治療の正の効果が正しく評価される

おおむね，本邦においても達成されてきていますが，継続が必要となります．

以上のキャンペーンを目的とした「世界敗血症デー」では，4時間以内に治療を開始することの重要性を表現した**4時間キャンドル**を公共の場で点火し，敗血症についての疫学・診療知識を公開し，さらに**マスコミ**と**行政**と連動して，これらを広く一般に公開するなど，敗血症に対する理解を世界に広めるための具体策が提案されています（図2）．

日本集中治療医学会GSA委員会は，毎年，9月13日の世界敗血症デーに合わせて敗血症キャンペーンを展開し，さらに定期的に**敗血症セミナー**[5]を開催しています．日本集中治療医学会学術集会においても，**セミナーやクリーンハンドキャンペーン**（図3）を展開しています．このような活動は，GSA本部との定期的に行われる会議，またメール連絡などで共有されています．さらに日本集中治療医学会GSA委員会は，敗血症.com[6]という敗血症情報サイトを立ち上げています．ぜひ，ご覧ください．

おわりに

2011年から7年間ほどの短い期間において，敗血症診療および集中治療のレベルが国内外で高まりました．そのうえで，2017年に世界保健機構が敗血症を当面の世界で解決すべき優先課題と決定しました．感染管理と感染予防に付加するものとして，敗血症の早期発見，早期治療，全身管理などの必要性と急性期医療の世界的な啓発活動に，GSAは強く関与しています．日本集中治療医学会も，GSAと連携する一方で，多くの医学会，また医療従事者と連携し，より一層に敗血症診療を適正化することに尽力する必要があります．

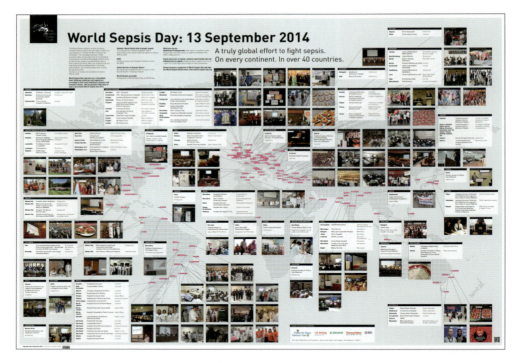

図2　世界敗血症デーのモニュメント
Global Sepsis Allianceは，世界敗血症デーの記録を図のようなものとして残し，世界における活動を共有している．
文献4より転載．

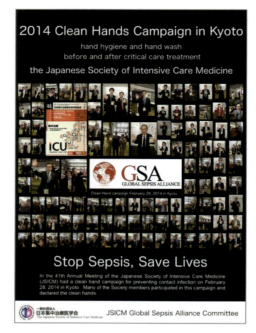

図3　クリーンハンドキャンペーン
日本集中治療医学会GSA委員会は，2014年に開催された日本集中治療医学会学術集会（2014年2月27日〜3月1日，京都）において，はじめてのクリーンハンドキャンペーンを施行し，賛同していただいた集中治療関係者に「手指消毒された綺麗な手による診療」を宣言していただいた．そのポスターは，敗血症セミナーなどのパンフレットとして紹介した．このクリーンハンドキャンペーンは，日本集中治療医学会学術集会において継続されている．
日本集中治療医学会より許可を得て掲載．

文 献

1) Singer M, et al：The Third International Consensus Definitions for Sepsis and Septic Shock (Sepsis-3)．JAMA，315：801-810，2016
2) Czura CJ："Merinoff symposium 2010：sepsis"-speaking with one voice．Mol Med，17：2-3，2011
3) 日本集中治療医学会 Sepsis Registry 委員会：日本版敗血症診療ガイドライン The Japanese Guidelines for the Management of Sepsis．日集中医誌，20：124-173，2013
4) Global Sepsis Alliance / World Sepsis Day Movement
   https://www.global-sepsis-alliance.org
5) 日本集中治療医学会：Seminars
   http://www.jsicm.org/seminar/
6) 敗血症.com
   http://敗血症.com

Profile

松田直之 Naoyuki Matsuda

名古屋大学大学院 医学系研究科 救急・集中治療医学分野 教授
近年，急性期病態学が救急・集中治療などの学術として，発展してきました．敗血症の病態は，多発外傷などと並ぶ代表的な急性炎症病態です．私は，国内および国外のビジョンと継続性を尊びながら，国立大学に救急医学を立ち上げ，救急医学と集中治療医学の専門家が多く育つことを夢としています．急性期管理医学のプロが求められています．本年も，どうぞよろしくお願い申し上げます．

レジデントノート

特集関連バックナンバーのご紹介

2016年11月号 (Vol.18 No.12)
ICUの基本となる重症患者の全身評価

"by system"で全身状態をもれなく迷いなく評価し、適切な治療を行おう！

瀬尾龍太郎／編

定価 2,000円＋税
ISBN 978-4-7581-1577-3

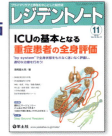

- ICU関連の書籍は分厚く内容が細かいものが多いイメージですが、基本部分が簡素に書いてあり非常に勉強になりました．
- ICUに限らず、臓器別の重症病態の復習になりました．

2016年9月号 (Vol.18 No.9)
人工呼吸管理が好きになる！

初期設定、鎮痛、栄養、離脱などまずおさえたい標準的な考え方をベストティーチャーが教えます！

古川力丸／編

定価 2,000円＋税
ISBN 978-4-7581-1574-2

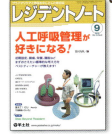

- 人工呼吸器の設定がかみ砕いて説明されていて、理解しやすかったです．
- 図を使って呼吸不全の病態から丁寧に書かれていて、段階を踏んで理解できました．

2015年8月号 (Vol.17 No.7)
ICUのモニターで呼吸・循環を診る！

基本的な画面の見かたと病態把握、異常時の対応

清水敬樹／編

定価 2,000円＋税
ISBN 978-4-7581-1554-4

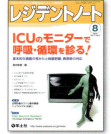

- ICUの機械ごとの説明が丁寧でとてもわかりやすかったです．
- ちょうど麻酔科でモニターのみかたに役立ちました．カプノメーターのみかたはあまり理解していなかったので知れてよかったです．

増刊2016年4月発行 (Vol.18 No.2)
あらゆる場面で自信がもてる！輸液療法 はじめの一歩

基本知識と状況に応じた考え方、ピットフォール

石丸裕康／編

定価 4,500円＋税
ISBN 978-4-7581-1567-4

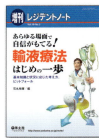

- 病態ごとに輸液療法のポイントが記載されており、非常によかったです．
- 具体的な計算法なども載っていたので勉強になりました．

特集とあわせてご利用ください！

詳細は www.yodosha.co.jp/rnote/index.html

最新情報もチェック ▶ **residentnote** **@Yodosha_RN**

Book Information

闘魂外来
―医学生・研修医の君が主役！
病歴・フィジカルから情報検索まで
臨床実践力の鍛え方を伝授します

新刊

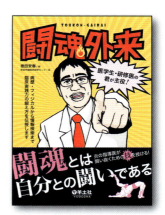

編集／徳田安春（群星沖縄臨床研修センター長）

□ 定価(本体 3,000円＋税) □ B5判 □ 206頁 □ ISBN978-4-7581-1825-5

- 研修医・医学生が主役の実践型臨床実習「闘魂外来」の書籍が登場！
- 診察の基本の「型」から臨床スキル向上のテクニックまで，楽しく・わかりやすく解説！
- 医師として成長し続けるための秘訣など，本書でしか学べないパールも満載

超人気指導医が外来診療の極意を君に伝授！

本書の目次

序章	闘魂外来前日の心構え	徳田安春
1	病歴のとり方	志水太郎
2	燃える！ 闘魂流フィジカル	平島 修
3	臨床推論と鑑別診断	森川 暢
4	エコー検査と画像検査の適応	北 和也
5	心肺蘇生	徳田隼人
6	多発外傷への対応	三宅 亮
7	検体検査の適応と解釈	和足孝之
8	感染症の診断と治療	忽那賢志
9	薬物療法	高田史門
10	ケースプレゼンテーション	水野 篤
11	患者・家族への説明とフォローアップ	岸田直樹
12	患者・医療従事者とのコミュニケーション	溝口博重
13	論文・医療情報の検索のしかたと読み方	片岡裕貴
14	学生時代・研修医時代の勉強のしかた	宮里悠佑，ドクターζ
15	初期研修病院の選び方とキャリアプラン	廣澤孝信
終章	初期研修医，専攻医になるときの心構え	徳田安春

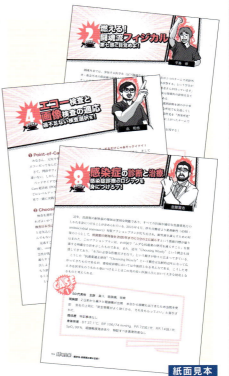

紙面見本

発行 羊土社 YODOSHA
〒101-0052　東京都千代田区神田小川町2-5-1　TEL 03(5282)1211　FAX 03(5282)1212
E-mail：eigyo@yodosha.co.jp
URL：www.yodosha.co.jp/

ご注文は最寄りの書店，または小社営業部まで

患者を診る 地域を診る まるごと診る

総合診療のGノート
General Practice

■ 隔月刊（偶数月1日発行）　■ B5判
■ 定価（本体 2,500円+税）

2018年2月号 (Vol.5 No.1)

「薬を飲めない、飲まない」問題
処方して終わり、じゃありません！

編集／矢吹　拓

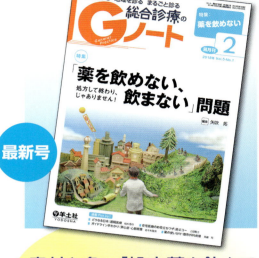

最新号

総論
① 飲めない・飲まないを考える 〜薬が体に入るステップから〜 ……… 矢吹　拓
② 服薬アドヒアランスとは？ ……………………………………………… 青島周一

各論
① 高齢者の飲めない ………………………………………………………… 小林正樹
② がん患者の飲めない ……………………………………………………… 日下部明彦
③ 生活習慣病の薬が飲めない ……………………………… 青木達也，橋本忠幸
④ 循環器疾患の薬が飲めない ……………………………………………… 芥子文香
⑤ 小児の飲めない …………………………………………………………… 児玉和彦
⑥ 飲めないときの対処法：薬剤経路の変更 ……………………………… 木村丈司
⑦ 飲めないときの対処法：多職種連携 …………………………………… 今永光彦

意外と多い「処方薬を飲んでいない」患者について，飲まない理由の考え方と対応のコツを具体的に解説！

12月号 (Vol.4 No.8)
プライマリ・ケア医だからできる
精神症状への関わりかた
よりよい考え方、話の聴き方、向き合い方

増田　史，高尾　碧，豊田喜弘，森川　暢／編

10月号 (Vol.4 No.7)
困難事例を乗り越える！
—タフな臨床医になる方法
医学的アプローチだけでは解決できない…
あなたならどうする!?

長　哲太郎，石井大介，鈴木昇平／編

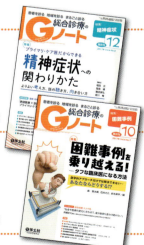

レジデントノートで基本を押さえた㊗は，Gノートでステップアップ！
Gノートは定期購読がオススメです

「現場主義」をモットーに
毎号お届けします！

● 基本からさらに一歩上の診断・治療ができるようになる
● 多職種連携，社会の動き，関連制度などを含めた幅広い内容がわかる
● 忙しい日常診療のなかでも，バランスよく知識をアップデートできる

発行 ◎羊土社

連載も充実！
総合診療で必要なあらゆるテーマを取り上げています！

忙しい診療のなかで必要な知識を効率的にバランスよくアップデートできます！

聞きたい！知りたい！薬の使い分け
日常診療で悩むことの多い治療薬の使い分けについて，専門医や経験豊富な医師が解説します！患者さんへの説明のコツも伝授！

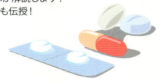

ガイドライン早わかり
（横林賢一，渡邉隆将，齋木啓子／編）

総合診療医が押さえておくべき各種ガイドラインのポイントをコンパクトにお届けします！

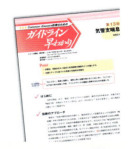

なるほど！使える！在宅医療のお役立ちワザ
在宅医療の現場で役立つツールや，その先生独自の工夫など，明日からの診療に取り入れたくなるお役立ちワザをご紹介！

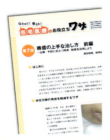

誌上EBM抄読会
診療に活かせる論文の読み方が身につきます！
（南郷栄秀，野口善令／編）

エビデンスを知っているだけでなく，現場での判断にどう活かしていくか，考え方のプロセスをご紹介します．実際のEBM抄読会を誌上体験！

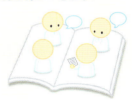

優れた臨床研究は，あなたの診療現場から生まれる
（福原俊一／監修　片岡裕貴，青木拓也／企画）

研究をやりたいけれど「何から始めればよいかわからない」「上手くいかない」など，不安や悩みをもつ方へ！臨床現場でどう実践するか，実例をもとに解説！

実践講座

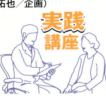

「伝える力」で変化を起こす！ヘルスコミュニケーション
（柴田綾子，市川 衛／著）

日々現場で起こる様々なコミュニケーションの問題…実は「伝え方」に少し気をつけるだけで解決する!? 臨床医×医療ジャーナリストが考えます！

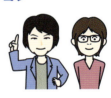

どうなる日本!? こうなる医療!!
これからの医療をめぐる環境がどう変わっていくのか，医療提供システムはどのように変わっていくべきかなど，さまざまなテーマを取り上げます！

思い出のポートフォリオを紹介します
印象に残ったポートフォリオの実例を難しかった点・工夫した点などにフォーカスしてご紹介いただくコーナー．ポートフォリオ作成・指導のヒントに！

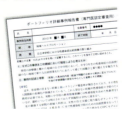

年間定期購読料　国内送料サービス

通常号（隔月刊6冊）	定価（本体15,000円＋税）	
通常号＋WEB版※	定価（本体18,000円＋税）	
通常号（隔月刊6冊）＋増刊（増刊2冊）	定価（本体24,600円＋税）	
通常号＋WEB版※＋増刊	定価（本体27,600円＋税）	

※WEB版は通常号のみのサービスとなります

詳細は www.yodosha.co.jp/gnote/

最新情報もチェック ➡ **f** gnoteyodosha　🐦 @Yodosha_GN

シリーズ：Difficult Patient に対応しよう！
第3回 身体症状症患者を理解する

鋪野紀好, 生坂政臣

● はじめに

本シリーズではDifficult Patientがもたらす問題, Difficult Patientの要因分析と対応方法について, 事例を交えながら学習していきます. 最終回となる今回は,「身体症状症患者」について扱います.

● 前回までの復習

Difficult Patientとは, 担当医に強い陰性感情, すなわち「イライラする」「嫌だ」といった感情を引き起こす患者と定義され[1], 臨床の現場に多くの問題（担当医の疲労・ストレス・燃え尽き, 診断関連エラーの増加, 患者の症状悪化, 医療コスト増大など）をもたらし, 本来の診療目的を阻害してしまいます[2, 3]. Difficult Patientへの対応には, 陰性感情を感じる要因を客観的に分析することが重要になります[4, 5]（図）.

● 自分が精神科疾患であることを受け入れない患者（身体症状症患者）

次に, 事例を通じて, 要因分析と対処法を検討していきましょう. 今回は, 自分が精神科疾患であることを受け入れない患者（身体症状症患者）の事例を紹介します. 外来研修など, 自分の日常診療の状況に置き換えて考えてみてください.

事例：身体症状症患者

本日は総合診療科外来で研修しています. 外来は紹介患者がほとんどですが, なかには「某テレビ番組を見て総合診療科へ来ました！」という患者さんもいます. また, 生物学的問題以外にも, 心理・社会的問題を有している患者さんが多数受診されます.
本症例は数日前に風邪で受診した近医診療所からの紹介で受診した患者です. 医療面接を行い, 以下の情報を収集しました. 上級医に相談し,「身体症状症」との診断になりました.

第3回 身体症状症患者を理解する

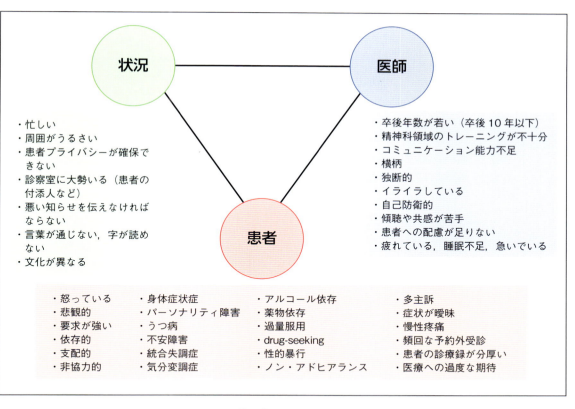

図 ● Difficult Patient の要因

症例：Bさん，30歳代女性
主訴：頭が痛い，お腹が痛い，腰が痛い，吐き気がする，お腹が張る，だるい，眠りづらい，動悸がする
既往歴・家族歴：特になし
内服薬：なし（これまでに痛み止めや「うつ」の薬をもらって飲んでみたが，全く無効であるため自己中断）
タバコ：なし　アルコール：なし
仕事：無職（以前は事務職をしていたが，症状が出現した後に退職している）
生活：未婚．両親と3人暮らし．症状がつらいため，外出せず自宅にこもりがちである．買いものも両親に依頼している．
趣味：以前はテニスをしていたが，症状が出現してから一切行わなくなった．映画鑑賞も趣味であったが，同様の理由で自宅にこもりがちになり，最近はインターネットで映画をレンタルしており，連日自宅のパソコンで視聴している．
現病歴：約5年前から主訴が出現し，現在も症状が持続している．いろいろな症状があるが，どの症状が最初に出たのか等の症状経過ははっきりと覚えていない．症状が出現する状況ははっきりとせず，症状の組み合わせも状況によってさまざま．これまでに合計20件以上の医療機関を受診し，複数の専門診療科での診察を受けている．血液検査，画像検査はすべて正常であった．

なるほどわかった！日常診療のズバリ基本講座

> 　心療内科では抗うつ薬が処方されたが，症状に改善が全くみられないばかりか，食欲がなくなりふらつきが出現したため，内服・通院を自己中断した．以降も何回か心療内科や精神科受診を勧められたことがあったが，「薬は効かないし，自分は心の病気ではない」と考えているため受診を拒否している．
> 　症状のために仕事を退職し，ほとんど外出することはなく自宅で生活している．以前に勤めていた事務職では10分程のデスクワークで頭痛がはじまり，30分程で痛みのために仕事が続けられなくなっていた．

以下の会話は，患者と今後の方針について説明を行う場面です．

患者：先生，私は精神的な病ではなく，身体の病だと思います．
医師：Bさん，検査でも異常がないし，心からきている病気を考えてみてはいかがでしょうか？
患者：こんなにも症状が強くて，仕事もできないくらい苦しんでいます．それを精神的な病気と言うのですか？
医師：（いやいや仕事できるだろ，その症状だったら…．それに，パソコンで映画を観れてるんだよな…）いえ，検査で異常がなかったことを考えると精神疾患の可能性が高いと思いますよ．精神科を受診してみてください．
患者：100％身体の病気がないということが言えますか？そのことに間違いないでしょうね？これで異常があったら責任をとってくれるんでしょうね．
医師：いやー，100％はなかなか言えないですよね．私の診療にご不満であれば，他の医師をご紹介させていただくことも可能ですよ．
患者：先生は随分とお若くみえますね．私のような症状の患者を診察した経験は多いのでしょうか？
医師：いえ，ここで勤務してまだ間もないので，このような患者さんにははじめて対応しました．
患者：この病院は検査すらしてくれないのですか？そんなことで病気がわかるのでしょうか．
医師：精神的な症状なので，検査を行うことは無駄だと思いますよ．
患者：他の専門医に紹介してくれませんか．そちらで検査してもらいますから．

　このような状況で，あなたはどのように対応しますか？ Difficult Patientと感じる要因分析と対処法について検討していきましょう．

身体症状症とは

身体症状症とはさまざまな身体症状が慢性的に存在するものの、適切な診察・検査を行っても身体疾患では十分に説明できず、また、症状に強くとらわれるようになり、強い苦痛や日常生活への支障がみられることを特徴とする疾患です。以前は、身体表現性障害と分類されていましたが、DSM-5への改訂にあたり、現在の名称に変更されました（表1）。

身体症状症患者への好ましくない対応

身体症状症患者は、長期にわたり複雑な症状を患っており、症状が曖昧なことも多いため、医療者はイライラしがちです。検査でも異常がないため、患者が苦しんでいる事実を否定したり、「どこも悪いところはないから受診する必要はない」と説明するかもしれません。身体症状症患者は、単に身体的異常や検査異常がないことの説明を受けたのみでは、ドクターショッピングをくり返し、sick role（表2）を強化してしまう恐れがあります。過

表1 ● DSM-5における身体症状症の診断基準

A. 1つまたはそれ以上の、苦痛を伴う、または、日常生活に意味のある混乱を引き起こす身体症状
B. 身体症状、またはそれに伴う健康への懸念に関連した過度な思考、感情、または行動で、以下のうち少なくとも1つによって顕在化する．
　(1) 自分の症状の深刻さについての不釣合いかつ持続する思考
　(2) 健康または症状についての持続する強い不安
　(3) これらの症状または健康への懸念に費やされる過度の時間と労力
C. 身体症状はどれひとつとして持続的に存在していないかもしれないが、症状のある状態は持続している（典型的には6カ月以上）．

▶該当すれば特定せよ
　疼痛が主症状のもの（従来の疼痛性障害）：この特定用語は身体症状が主に痛みである人についてである．
▶該当すれば特定せよ
　持続性：持続的な経過が、重篤な症状、著しい機能障害、および長期にわたる持続期間（6カ月以上）によって特徴づけられる．
▶現在の重症度を特定せよ
　軽　度：基準Bのうち1つのみを満たす．
　中等度：基準Bのうち2つ以上を満たす．
　重　度：基準Bのうち2つ以上を満たし、かつ複数の身体愁訴（または1つの非常に重度の身体症状）が存在する．

「DSM-5 精神疾患の診断・統計マニュアル」（日本精神神経学会/日本語版用語監修、髙橋三郎・大野 裕/監訳），p307，医学書院，2014 より転載．

表2 ● sick role（病者の役割）

病者の役割は以下の4つの側面で捉えられます．
① 病者は種々の社会的責務を免除され、医師はそれらを保証し合法化する役割を果たす
② 病者は病気や自己の置かれた立場に責任をもたず、他人の援助を受ける権利がある
③ 病者は早く回復しようと努力しなければならない
④ 病者は専門的援助を求め、医師に協力しなければならない

剰な検査により患者は器質疾患の存在を強く疑い，さらに検査を希望し，心因性疾患であるという説明にも抵抗を示すようになります．患者は"病者"として社会的責務から免除されますが，その条件となる病院への通院を続けた結果として医師への依存性が強まり，自ら治ろうとする努力を放棄してしまうようになります．このようなsick roleが強化された患者の症状は難治化する傾向があります．

身体症状症患者への効果的な対処方法（表3）

❶ 定期的な診察を組む

　受診回数の上位3％の患者で医師の仕事の17％をつくるという報告があるように[6]，頻回に受診する患者への対応にはエネルギーが費やされます．医師のみならず看護師や医療事務などの病院スタッフまで疲弊させてしまいます．そのため，医療チームで共通の認識をもって対応し，例えば，担当医や受診日を統一する，予約時間での受診を徹底させるなどのルールを設けるとよいでしょう．患者が定期の受診までの間に電話をかけてきた場合には，緊急性がないことの確認だけに留めておきます．もし緊急性がなければ，そこから先の話し合いは次の受診まで保留するように患者に促します．

❷ 問題点を絞って話をする

　身体症状症の患者は，症状が多岐にわたり，そのどれもが曖昧なことが多いです．そのため，「今日の問題点は○○ですね．それについて詳しくお話を聞かせてもらえますか？」と，問題点を絞って話をするよう心がけましょう．その際に，症状が日常生活にどのような影響を及ぼしているのかを詳しく聴取します．

❸ BATHE techniqueを用いる

　患者に自ら語らせ，それを共感的態度で聞くことで，医療面接自体に患者を癒す効果が生まれます．これを短時間で実践する方法として，BATHE techniqueがあります（**表4**）．Background（背景），Affect（気持ち），Trouble（困っていること），Handle（対処），Empathy（共感）の順番に医療面接を行います．患者の機能に注目することができ，患者の答えのなかにある問題点をはっきりとさせることも可能になります[7]．

❹ 疼痛閾値と神経化学的な説明

　身体症状症患者は，精神科へ紹介されることや，抗うつ薬の内服に強く抵抗を示すことが多いです．患者が前向きに治療に取り組めるようになるための説明として，疼痛閾値と神経化学的な説明があります．疼痛閾値とは，痛みを認識する刺激の最低強度のことであり，個人の心理状態や体調などにより閾値は変化します．身体症状症では，疼痛閾値が低下しているため，症状を強く訴えます．疼痛閾値が低下している機序として，脳内の化学伝達物質が変化していることをあげ，それを補うのが抗うつ薬であることを伝えます．身体的な症状に苦しんでいることに共感しつつ，疼痛閾値と神経化学的な説明を行うことで，精神科受診や，抗うつ薬など，症状改善のための介入を行える可能性が高まります．

表3 ● 身体症状症患者に対する医療者の行動

推奨される行動	避けるべき行動
・定期的な診察を組む ・問題点を絞って話をする ・患者の機能に着目する（BATHE technique） ・疼痛閾値など，神経化学的な説明を行う※ ・不要な検査や紹介を避け，sick role強化を回避する ・患者の努力を支持し，日常生活でできることを増やす	・不要な検査・専門医への紹介を繰り返す（sick role強化） ・「どこも悪くないので，病院に来る必要はない」と告げる ・症状のため苦しんでいることを理解しない

※説明の例：「脳内の化学伝達物質に変化が起こると，症状に対して非常に敏感になることがあります」

表4 ● BATHE technique

Background（背景）
「あなたの身の回りで何か変わったことはありましたか」
Affect（気持ち）
「そのことについてあなたはどう感じていますか」
Trouble（困っていること）
「こうした状況であなたは何に最も困っていますか」
Handle（対処）
「どうしたらあなたはそれに上手く対処できますか」
Empathy（共感）
「がんばりましたね」「症状でお困りなのはよくわかります」

文献7を参考に作成.

❺ 不要な検査や紹介を避ける

上述の通り，不要な検査や他の専門医への紹介はsick roleを強化してしまうため，避ける必要があります．

❻ 患者の努力を支持し，できることを増やす

患者の答えに対して，積極的に共感的態度を示し，患者の努力を支持します．肯定的な自己評価につなげ，患者ができることを増やすことを支援します．

例：「あなたの状況が大変なのはよくわかりますし，頑張っていることには本当に感心しています」，「○○するのも大変だと思いますが，それもきちんと毎日実施されているのですね．大変な努力が必要だと思います．本当によくやっていると思いますよ」

好ましい対応例

上記を踏まえて，今回のケースの対応例をお示しします（医療面接での重要なポイントを太字で示します）．

患者：先生，私は精神的な病ではなく，身体の病だと思います．
医師：検査では異常はありませんでしたが，**症状で大変お困りで，これまで苦しんでこられたのはよくわかります**．

患者：そうなのです，検査で異常がないから，これまでの先生には私の症状がわかってもらえなかったのです．

医師：お困りの症状はたくさんあると思いますが，今日の一番の問題点は頭痛ですね．**まずは，それについて詳しくお話を聞かせてください**．頭痛によって日常生活がどのように変わったか教えてくれませんか？

患者：以前デスクワークをしていたのですが，10分程度で頭痛がはじまり，30分もすると痛みがものすごく強くなるので，仕事を続けられません．

医師：そうだったのですね，症状が非常に強いのはよくわかりました．そのことについては**どのように感じていますか？**

患者：痛みがなければ仕事に就きたいとは思っていますが，また症状が出るのが心配です．

医師：仕事に就けないことに最もお困りなのですね．

患者：そうなのです．いつまでも両親を頼れるわけではないですし．

医師：どうしたらまた仕事を再開できそうですか？

患者：頭痛が半分程度でも治まれば，仕事を再開できると思います．

医師：よくわかりました．頭痛を和らげるためには，まずは今回の病気の特徴について理解する必要があります．**脳内の化学伝達物質に変化が起こると，症状に対して非常に敏感になることがあります**．そのため，化学物質を補う治療を行うと，症状が和らぐ可能性があり，それが抗うつ薬だったりします．そのお薬を上手に使うのが精神科の先生なのです．

患者：そうなのですね，そういった理由で抗うつ薬を内服するということなのですね．精神科や抗うつ薬と聞くと，仮病と思われている気がして．症状がよくなるなら，試してみてもよいかなと思います．

医師：この抗うつ薬であれば，私の方でも処方することができますよ．よろしければお出ししますが，試してみますか？

患者：わかりました．症状がよくなるなら，試してみたいです．

医師：それでは，内服を開始してみましょう．また，次回の受診のときには，お薬の効果と，お腹の痛みについて詳しく聞かせてください．**2週間後の私の予約外来に来てくださいね**．

● おわりに

今回のモデルとなった実際の症例では，身体症状症患者へ上手く対応できず，症状改善のための定期診察や治療介入はできませんでした．そればかりか，患者は今後もドクターショッピングをくり返し，sick roleの強化と身体症状の増悪が予想されます．もし，身体症状症患者に遭遇したら，今回学習した対応を思い出してみてください．定期的な診察を

組んだり，BATHE techniqueを用いた医療面接技法などを活用することで，身体症状症患者の症状緩和につなげることができます．

Difficult Patientに遭遇した場合は，同僚とシェアすることも重要です[8]．他者と話すことで，ストレスが軽減されます．また，どのように対応すればよかったのか省察したり，同僚からよいアドバイスが得られるかもしれません．

2018年1月号から3回にわたって，Difficult Patientへの対応について述べてきました．Difficult Patientへの適切な対処法を実践し，良質な患者中心の医療を提供できるスキルを研鑽してください！

引用文献

1）Groves JE：Taking care of the hateful patient．N Engl J Med，298：883-887，1978
2）Jackson JL & Kroenke K：Difficult patient encounters in the ambulatory clinic：clinical predictors and outcomes．Arch Intern Med，159：1069-1075，1999
3）Hull SK & Broquet K：How to manage difficult patient encounters．Fam Pract Manag，14：30-34，2007
4）Steinmetz D & Tabenkin H：The 'difficult patient' as perceived by family physicians．Fam Pract，18：495-500，2001
5）Smith RC, et al：Primary care clinicians treat patients with medically unexplained symptoms: a randomized controlled trial．J Gen Intern Med，21：671-677，2006
6）Carney TA, et al：Frequent attenders in general practice：a retrospective 20-year follow-up study．Br J Gen Pract，51：567-569，2001
7）McCulloch J, et al：Psychotherapy in primary care: the BATHE technique．Am Fam Physician，57：2131-2134，1998
8）Cannarella Lorenzetti R, et al：Managing difficult encounters：understanding physician, patient, and situational factors．Am Fam Physician，87：419-425，2013

参考文献・もっと学びたい人のために

1）「困ったときに役立つ医療面接法ガイド 困難な医師−患者関係に対処するコツ」（津田 司/監訳），メディカル・サイエンス・インターナショナル，2001
　↑Difficult Patientへの対応を学ぶのであればこの教科書をオススメします．シチュエーション別にまとまっており，非常に読みやすい一冊です．
2）「医師のためのメディカルパフォーマンス学入門」（佐藤綾子/著），日経BP社，2011
　↑メディカルパフォーマンス学に関する書籍です．Difficult Patient対応に応用できるスキルがわかりやすく述べられています．
3）「実践行動医学 実地医療のための基本的スキル」（林野泰明/監訳），メディカル・サイエンス・インターナショナル，2010
　↑行動医学の観点から問題解決のためのスキルが系統的に記載されています．Difficult Patient対応スキル向上に役立つ一冊です．

Profile

鋪野紀好 (Kiyoshi Shikino)

千葉大学大学院医学研究院 診断推論学／医学部附属病院 総合診療科
診断推論技法や医療面接スキルを，少しでも多くの学生・研修医に広めていくことが現在の自分の仕事です．卓越した鋳型となるロールモデルを見つけ，それに習うのが臨床推論能力向上の近道だと思います．ぜひ，そんな自分のロールモデルを見つけてください．

生坂政臣 (Masatomi Ikusaka)

千葉大学大学院医学研究院 診断推論学／医学部附属病院 総合診療科

Book Information

診断力を鍛える！
症候足し算

症候の組合せから鑑別疾患を想起するトレーニング

新刊

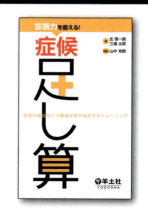

著／北 啓一朗，三浦太郎　監修／山中克郎

□ 定価（本体 2,800円＋税）　□ B6変型判　□ 215頁　□ ISBN978-4-7581-1817-0

- 「疾患」と，その疾患に特徴的な「症候」を足し算で表わした，診断力強化ドリル．300超の足し算式で，適切な鑑別疾患を想起する力が身につく．
- 確定診断のための「次の一手」や，各疾患の鑑別ポイントも掲載．

診断力を強化する，シンプルで，かつ効果的なトレーニング法

発行　羊土社

Book Information

麻酔科研修チェックノート 改訂第6版
書き込み式で研修到達目標が確実に身につく！

2月下旬発行予定

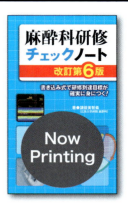

著／讃岐美智義
□ 予価（本体 3,400円＋税）　□ B6変型判　□ 約460頁　□ ISBN978-4-7581-0575-0

- 麻酔科医に必須の知識と手技・コツを簡潔に整理．図表も豊富に掲載
- 重要ポイントを確認できるチェックシート付き．しかも，ポケットサイズ！
- 発行依頼，クチコミで絶大な支持を得ている好評書の最新版

「麻酔科研修に必須」と選ばれ続ける超ロングセラーを改訂！

やさしくわかるECMOの基本
患者に優しい心臓ECMO、呼吸ECMO、E-CPRの考え方教えます！

2月下旬発行予定

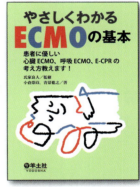

監修／氏家良人　著／小倉崇以，青景聡之
□ 予価（本体 4,200円＋税）　□ A5判　□ 約200頁　□ ISBN978-4-7581-1823-1

- 難しいと思われがちなECMOについて，基礎知識からやさしく解説！
- 軽妙洒脱な対話形式で，「患者に優しい管理」を楽しく学べます．
- 基本から学びたい医師やメディカルスタッフにおすすめです！

はじめてECMOを学びたい人のための入門書！

必ずうまくいく！PICC
末梢挿入型中心静脈カテーテルの挿入テクニックから管理まで

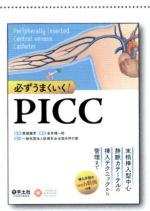

監修／德嶺讓芳　編集／金井理一郎　協力／一般社団法人医療安全全国共同行動
□ 定価（本体 3,800円＋税）　□ B5判　□ 133頁　□ ISBN978-4-7581-1818-7

- 超音波で血管を鮮明に描出し，確実に穿刺するコツがよくわかる！
- 合併症を防ぐ管理のしかた，手技上達のためのトレーニング方法も解説．
- web動画でPICCの挿入手順が学べる．

PICCはこの1冊でマスター！超音波ガイド下穿刺のワザを伝授

発行　羊土社 YODOSHA
〒101-0052　東京都千代田区神田小川町2-5-1　TEL 03(5282)1211　FAX 03(5282)1212
E-mail：eigyo@yodosha.co.jp
URL：www.yodosha.co.jp

ご注文は最寄りの書店，または小社営業部まで

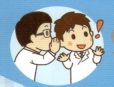

臨床検査専門医がコッソリ教える… 検査のTips!

シリーズ編集／五十嵐 岳（聖マリアンナ医科大学 臨床検査医学講座）

第12回 尿一般検査でタンパク陽性が出た患者への対応は？

下澤達雄

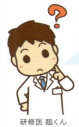

先生，外来受診された50歳代女性患者さんの尿検査結果なのですが，尿タンパク（2＋），尿糖（－），潜血（＋）でした．昨年の健康診断ではすべて（－），eGFRも65 mL/分/1.73 m^{2}で変化なしだったので，経過観察にしようと考えたのですが…何か追加検査をした方がよいでしょうか？

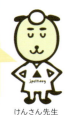

なるほど．CKDではなさそうな状況だけれど，タンパク尿の原因鑑別はした方がよさそうだね．まずは偽陽性の可能性を除外してから，病態を知るための検査を追加してみよう！

解説

● 尿検査 偽陽性の可能性？

尿試験紙法ではpH指示薬のタンパク誤差を利用して測定しているため，尿**アルカリ化**は偽陽性の原因となってしまうんだ．尿を放置していたり，尿路感染があるとアルカリ化し，尿タンパクが偽陽性になってしまうので…まずはそれを確認しなきゃだね．

● タンパク尿の病態を知るためには？

尿タンパクが腎臓由来か，腎臓以外の原因かを知るために重要な検査が尿沈渣．簡単に概略を説明すると…

* 糸球体型赤血球の出現＝糸球体内での出血を示す
* 非糸球体型赤血球の出現＝膀胱，尿管，尿道の出血を示す
* 円柱の出現＝腎障害の証拠．細胞が尿細管を鋳型としたタンパク質のなかに封入された状態で，糸球体，尿細管の障害を示す

となるよ．特に，顆粒円柱は細胞（主に尿細管上皮）が変性したもので腎実質障害を示し，ろう様円柱は細胞の変性が進んで「ろう（wax）」のようになってしまったもので進行した糸球体障害を示すので，これらの出現が認められた場合には腎機能悪化に注意をしなくてはならないよ．

● 日常的に認められる尿沈渣成分と主に考えられる病態，疾患

図1〜6にまとめてみたので参考にしてみてね！

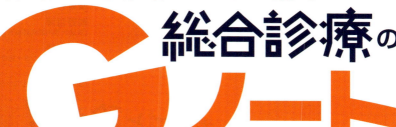

患者を診る 地域を診る まるごと診る
総合診療のGノート
General Practice

■ 隔月刊(偶数月1日発行)
■ B5判
■ 定価(本体 2,500円+税)

編集ボード

前野哲博
(筑波大学附属病院総合診療科 教授)

南郷栄秀
(東京北医療センター総合診療科 医長)

大橋博樹
(多摩ファミリークリニック 院長)

あらゆる疾患・患者さんをまるごと診たい!

そんな医師のための
「総合診療」の実践雑誌です

- **現場目線の具体的な解説**だから、かゆいところまで手が届く
- 多職種連携,社会の動き,関連制度なども含めた**幅広い内容**
- 忙しい日常診療のなかでも,**バランスよく知識をアップデート**

読者の声

専門外の開業医にとって,日常戸惑う視点に立って書かれている
(開業医 小児科)

かかりつけ医としてどこまで対応すべきか悩む場面のヒントがあります
(開業医)

現実的かつエビデンスに基づいていて診療に直結します
(総合診療科 勤務医)

専門医試験対策の勉強にも使っています
(総合診療科 専攻医)

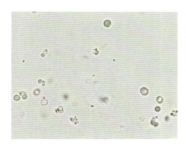
図1 糸球体型赤血球
無核で不均一な細胞
→糸球体内での出血？

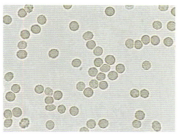
図2 非糸球体型赤血球
無核で均一な赤血球
→膀胱，尿管，尿道の出血？

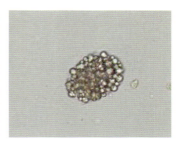
図3 卵円形脂肪体
脂肪成分が付着，偏光顕微鏡で観察するとマルタの十字が認められる
→ネフローゼ症候群？

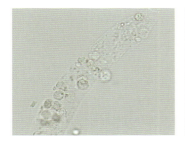
図4 白血球円柱
円柱内に核を有する円形の細胞（白血球）を認める
→尿路系の炎症？

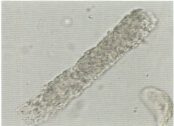
図5 顆粒円柱
細胞成分が壊れ，つぶつぶになっている
→腎実質障害？

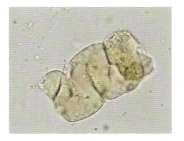
図6 ろう様円柱
顆粒がさらに溶けて透明になっている
→進行した糸球体障害？

今月のTips!

尿沈渣所見は"腎生検をしなくても腎臓内の病変を知ることができる"大切な情報．検査費用も極めて安価なので，ぜひ活用してみてね！

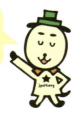

参考文献 1）「標準臨床検査医学 第4版」（高木 康，山田俊幸/編），医学書院，2013

※日本臨床検査専門医会では，教育セミナーを毎年開催しております．このセミナーの目的は，臨床検査専門医に必要な知識・技術をこれから習得していこうとする方へのガイドを提供するものです．例年，3月下旬に申し込み，5月下旬に開催となっております．ご興味のある方は右のQRコードから，もしくは日本臨床検査専門医会HPをチェックしてみてください！

※連載へのご意見，ご感想がございましたら，ぜひお寄せください！また，「普段検査でこんなことに困っている」「このコーナーでこんなことが読みたい」などのご要望も，お聞かせいただけましたら幸いです．rnote@yodosha.co.jp

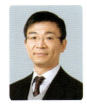
今月のけんさん先生は…
国際医療福祉大学医学部臨床検査医学の下澤達雄でした！検査部に来てはや16年．船医，内科医を経てたどり着きました．検査部に来てからすばらしい技師の仲間と出会い，腎臓の勉強をはじめました．ネズミを用いた基礎研究と臨床研究そして，余暇のバランスを考えて仕事しています．

日本臨床検査医学会 広報委員会
レジデントノート制作班：五十嵐 岳，小倉加奈子，木村 聡，田部陽子，千葉泰彦，増田亜希子

臨床検査専門医を目指す方へ

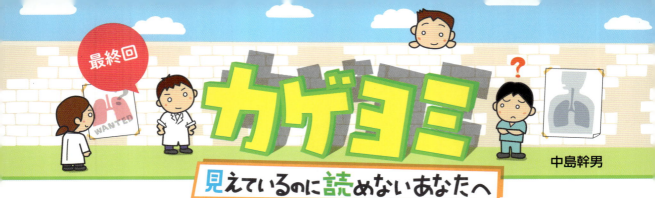

中島幹男

第12回 読影の順序 「正常と言い切るのが難しい」

「いつも（正常）」を知る

　最近ユーロ紙幣（€）を手にする機会がありました．どの金額のユーロ紙幣にもそれぞれ異なるユーロ圏の歴史的な（架空の）建造物が描かれているそうですが[1]，10€札と20€札の建物の図柄が入れ替わっていても，われわれでは気づくことはできません．見慣れていないうえ，本来そこに何が描かれているべきかを知らないからです．しかし，われわれが一万円札を手にしたときに，図柄が野口英世になっていたらすぐにわかりますよね．それはわれわれが，そこには福沢諭吉がいるはずと知っているからです．

　胸部X線写真の読影も同じです．見逃しのない胸部X線写真の読影を行うには，いつもと違うという**違和感を感じる**ことが大切です．何となく…ではダメです．いつもあるはずの線が見えない，いつもの角度と違う，いつもの太さと違う，といった感覚が必要なのです．そのためにはまず正常をしっかり知らなくてはなりません．この連載では今までポイントごとに正常/異常の区別を解説してきましたが，最終回である今回はまとめとして，それらを読む順序について考えていきます．

読影の順序

　胸部X線写真の読影順序は，まわりから中心部に向かって読み進めていく方法，小三Jで読む方法[2]，外傷初期診療ガイドラインJATEC[3]で推奨する中心部から解剖学的に読影する方法，などさまざまです．読影の順序について私は見落としがなければ「何でもいい」と考えています．ですが，この連載で過去にとり上げたポイントは最低限押さえてほしいので，私なりの読影手順をお伝えします．

　この連載でこれまで扱ったのは，第1回：肺門（閑古鳥）[4]，第2回：傍気管線[5]，第3回：気管分岐部[6]，第4回：横隔膜周辺・胃泡・CP angle[7]，第5回：AP window[8]，第6回：見逃しやすい陰影（かくれんぼ）[9]，第7回：左下葉のLLL[10]，第8回：シルエットサイン[11]，第9回：血管影の先細り[12]，第10回：カゲの性質[13]，第11回：周り（外堀）[14]，です．どうですか？それぞれのポイントを思い出していただけたでしょうか．

カゲヨミ的7ステップ「カゲ7」

　それでは，第11回までの内容を踏まえたうえで，私が普段心がけている読み方を紹介します．熟練した読影医なら，多少順序は違えど，みんなやっていることです．このため，名前をつけるようなものではないのですが，カゲヨミ的7ステップで神7ならぬ「カゲ7」としておきましょう．

■ Step 1：肺の周囲・気管・気管支

　患者名，日付，条件などの確認は当然として，まず肺の周囲の確認[14]をします．ここでは主に軟部組織に着目します．そのまま図1（■）のように気管・上縦隔，最終的に左右の気管支まで目を移します．気管偏位，縦隔気腫，気管分岐角[6]，傍気管線[5]なども確認しましょう．横隔膜周辺（左右の高さ，胃泡との関係，CP angle）[7]・腹部も確認します．乳房切除後の左右差などもここで確認します．挿入されているチューブとその位置も確認しましょう．

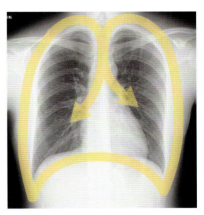

図1　Step 1：
肺の周囲・気管・気管支

■ Step 2：骨の確認

　次に肺の周りでも，特に骨に着目します（図2）．頸椎，胸椎，肩甲骨，鎖骨，上腕骨，肋骨を確認します．P→Aと書かれているのは撮影条件を示しているわけではありません．肋骨を1本1本，後ろ（posterior）から前（anterior）に丹念に確認しましょう，という意味です．肋骨は後ろ（背側）の方が濃くはっきり水平に写るので，後ろからの方が見やすいのです．骨折や骨融解像などがないか確認しましょう．

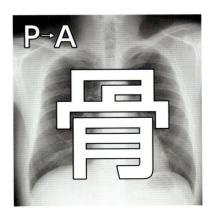

図2　Step 2：骨の確認
肋骨は後ろから前へ．

■ Step 3：3本のシルエットを追う

　見えるべき線が追えるかを確認します．具体的にはシルエットサインの回[11]で説明した下行大動脈左縁（図3 ー），左右心陰影（図3 ー），左右横隔膜（図3 ー）の3本の線です（Step 3なだけに）．LLLのLサイン[10]もここで確認することになります（前述した3本の線と同じことですが）．横隔膜はStep 1でも確認していますが，ここではシルエット（線）が追えるかどうかを主に確認します．シルエットが追えなければ，横に影あり，でしたね．

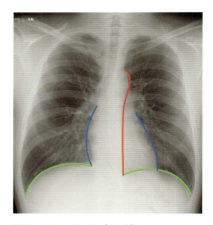

図3　Step 3：3本の線とLLL

■ Step 4：閑古鳥を探せ

　いよいよ閑古鳥[4]の出番です．左右肺門の血管影を確認します．閑古鳥のうえの尻尾は右上肺静脈，下の尻尾（羽のようにも見えますが）は右下肺動脈，頭部は左肺動脈，鶏冠・クチバシはそれぞれ上下に分岐した肺動脈でしたね．肺門の高さも確認します．閑古鳥は頭が高い（左が上）のですよ．

　ここで忘れてはならないのは，AP window[8]の確認です．大動脈弓部と閑古鳥の頭の間（図4 →）にスペースがあること（くさびが打てること）を確認しましょう．

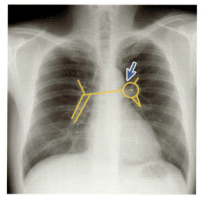

図4　Step 4：閑古鳥とAP window

■ Step 5：血管影の先細り

　やっと肺野に行きます．まずは血管影の先細りを確認します．心臓の裏，横隔膜の下まで気を抜かないように血管影を追いましょう．しっかり枯れ木[12]になっているでしょうか．図5で血管影の広がりをイメージしてください．立位では上肺野に比べて下肺野で血管影は賑やかに見えるのでしたね．

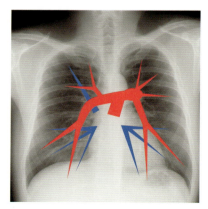

図5　Step 5：血管影の先細り

■ Step 6：肺野の左右差

　肺野の左右差を見ます（図6）．肺野の白さ，黒さだけでなく，鎖骨や肋骨の重なる部分の左右差も意識しましょう．浸潤影や結節影，左右差からわかる気胸なども検出できます．

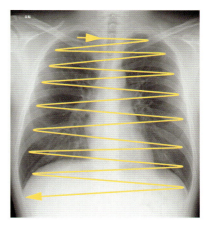

図6　Step 6：肺野の左右差

■ Step 7：片肺ずつ念入りに

　今度は肺野を左右それぞれ念入りに見ていきます（図7）．Step 6がスキー競技の「大回転」のシュプール*だとすると，Step 7は「デュアルモーグル」です．もちろん左右同時に滑る必要はありません．心臓の裏や横隔膜の下にもシュプールがあることに注目してください．
＊スキーで滑った跡

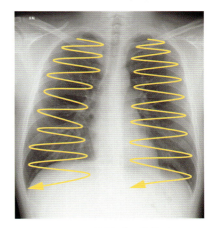

図7　Step 7：片肺ずつ念入りに

■ おまけ

　Step 7までで十分なのですが，私は念には念を入れて，見逃しやすい場所（過去の自分の経験で見落とすことが多い場所，図8〇）を最後にもう一度確認します．具体的には「かくれんぼ」[9]しやすい部分である，左右の鎖骨の裏（後方），右心陰影の裏（後方），左心陰影の裏（後方），左右の横隔膜の下（後方）です．

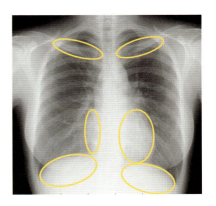

図8　おまけのStep
異常陰影を見逃しやすい場所．

練習問題

　それでは上記の7ステップ，**カゲ7**に沿って読影してみましょう．○の番号は前述のStepを示します．あえて主訴などは伏せてあります．

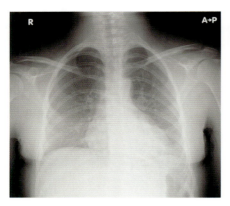

図9-Q　Case 1

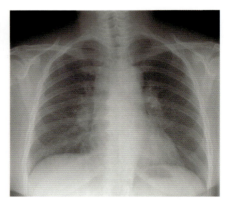

図10-Q　Case 2

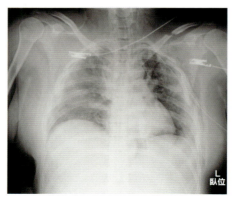

図11-Q　Case 3

■ Case 1（図9-Q）

① (A→P像，坐位で撮影された写真です) 軟部陰影は問題ありませんが，体格がよさそうなご婦人です．気管周囲，傍気管線は異常なし．気管分岐角はやや開大気味です．腹部も問題ありません．

② 骨は問題ありません．

③ 下行大動脈左縁の線が下部で追えません（図9-A ⓐ）．また左横隔膜の線も内側で不鮮明です．シルエットサイン陽性です．左下葉背側に浸潤影があることが疑われます．

④ 閑古鳥は問題なく，AP windowも確認できます．

⑤ 左上肺野の血管影がやや目立ちますが，先細りはしています．左右の心陰影に重なる部分の血管影が追えません．ということはその周囲に浸潤影がありそうです．

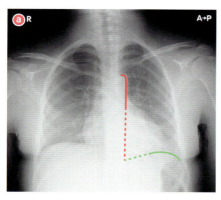
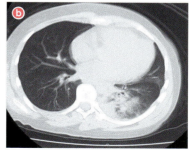

図9-A　Case 1の解説

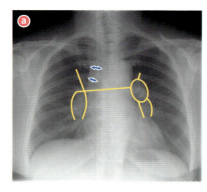
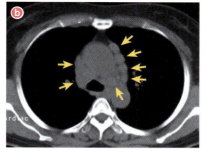

図10-A　Case 2の解説

⑥ 右心陰影と左心陰影の白さに左右差があります（左がより白い）．両下肺野が白っぽく見えるのは軟部陰影の影響もありそうです．

⑦ 左右の肺野をそれぞれ見ても，今までのStepで認めた所見と同様の所見です．この胸部単純X線写真からCT（図9-Ab）のような左下葉の浸潤影（肺炎）を想像できましたか．

■ Case 2 （図10-Q）

① 少し欠けてしまっていますが，軟部陰影が厚く，体格のいいご婦人であることがわかります．胃泡と左横隔膜の距離は問題ありません．気管周囲を見ると，傍気管線と奇静脈弓が明らかに分厚くなっています（図10-Ab ↔）．

② 骨に異常は認めません．

③ どの線もしっかりと追うことができます．

④ 閑古鳥の下の尾（羽）が厚く，頭部も拡大しています（図10-Aa —）．AP windowはなんとか確認できます．

⑤ 血管影は両下肺で目立ちますが，胸膜直下1〜2 cmには認めず，先細りもしています．

⑥ それぞれの肺をよく見ると，両下肺野に少し粒々した陰影があるようにも見えます．軟部陰影が厚いせいで白っぽく見えるので，目立つのかもしれません．

まとめると，傍気管線と奇静脈弓の拡大，両肺門部の拡大，両下肺野に粒状影があるかもし

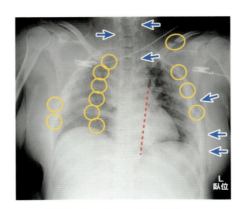

図11-A Case 3の解説

れない，という所見です．CTでは縦隔・肺門リンパ節が拡大しており（図10-Ⓑ→），精査の結果，サルコイドーシスと診断されました．

■ Case 3 （図11-Q）

① （臥位で撮影された画像です）軟部陰影を見ていくと，左側胸部に皮下気腫を認め，気管周囲にも縦のスジ状の空気があり，縦隔気腫を認めます（図11-A→）．左胸腔にドレナージチューブが挿入されています．先端位置は問題なさそうです．モニター心電図が装着されています．

② 左鎖骨が折れています．肋骨も1本1本見ていくと，両側に多発肋骨骨折を認めます（図11-A○）．何本かは複数カ所で折れています．複数の肋骨が複数カ所で折れると，フレイルチェストの危険があるので，身体所見で呼吸様式を確認しなくてはなりません．

③ 下行大動脈左縁の線が追えません（図11-A---）．右心陰影もぼやけています（左心陰影と比べると明らかです）．

④ 閑古鳥は，まあ正常としましょう（閑古鳥の尾が見えにくいのも肺に陰影がある証しです）．

⑤ 血管陰影は，右肺では全体的に白くて末梢までうまく追えません．左も全体的に賑やかに見えます．

⑥ 右肺で全体的に透過性が低下しており，左肺ではむしろ透過性が亢進して見えます．

⑦ 片方ずつ見ても右肺で全体的に白く，左肺には心陰影の背側に浸潤影とair bronchogramを認めます．

　精査の結果は，両側多発肋骨骨折，皮下気腫，縦隔気腫，左気胸，両側肺挫傷，両側血胸でした．両側に肺挫傷と血胸があるので，両側白くなるべきところですが，左は気胸により胸腔内に空気が存在するために，黒く見えたものと思われます．臥位なので，虚脱した肺の線は明らかではなかったと思われます．左下葉には濃厚な浸潤影（肺挫傷）を認めました．

連載の最後に

　この連載も最終回を迎えました．ここまでお付合いいただき，ありがとうございました．1年間かけて胸部X線写真の基本をお伝えしましたが，少しは理解が深まったでしょうか．胸部CTは胸部X線写真の「解答」です．CTを見る前に必ず胸部X線写真を見て，CT所見を予想・

想像するようにしてください．その積み重ねが読影力の向上に役立ちます．電子カルテ全盛ですが，スケッチするのもよい手です．

しかしどんな読影のプロでも胸部X線写真では見つけることができない陰影もあります．やはりCTにはかないませんが，簡便さ，被曝，コストといった点で，胸部単純X線検査が廃れることはないでしょう．

異常な病態なのに胸部X線写真では明らかな異常が認められないときもあります．そんなときは① 肺血栓塞栓症，② 臥位で撮影された気胸，③ 気管支喘息発作・COPD急性増悪の3つをまず考えましょう．

引用文献

1) EUROPEAN CENTRAL BANK．(Accessed 15 November, 2017)
http://www.ecb.europa.eu/euro/banknotes/denominations/html/index.en.html
2)「胸部写真の読み方と楽しみ方」(佐藤雅史/著)，学研メディカル秀潤社，2003
3)「改訂第5版 外傷初期診療ガイドラインJATEC」(日本外傷学会 & 日本救急医学会/監)，へるす出版，2016
4) 中島幹男：カゲヨミ 第1回 肺門編「閑古鳥を探せ」．レジデントノート，19：98-105，2017
5) 中島幹男：カゲヨミ 第2回 傍気管線「右だけですよ」．レジデントノート，19：546-550，2017
6) 中島幹男：カゲヨミ 第3回 気管分岐部編「バランスボール，モーグルとテントの関係」．レジデントノート，19：703-707，2017
7) 中島幹男：カゲヨミ 第4回 横隔膜周辺「横隔膜と胃泡のいい関係」．レジデントノート，19：1074-1079，2017
8) 中島幹男：カゲヨミ 第5回 AP windowはどんな窓？レジデントノート，19：1228-1232，2017
9) 中島幹男：カゲヨミ 第6回 見逃しやすい肺野「かくれんぼするところはいつも同じ」．レジデントノート，19：1642-1647，2017
10) 中島幹男：カゲヨミ 第7回 左下葉の陰影「LLLのLサイン」．レジデントノート，19：1798-1803，2017
11) 中島幹男：カゲヨミ 第8回 やっぱりシルエットサイン「影絵の原理と場所」．レジデントノート，19：2158-2164，2017
12) 中島幹男：カゲヨミ 第9回 血管影の先細り「肺野は枯れ木のように」．レジデントノート，19：2295-2301，2017
13) 中島幹男：カゲヨミ 第10回 カゲの性質．レジデントノート，19：2644-2649，2017
14) 中島幹男：カゲヨミ 第11回 まわりも見よう「外堀も埋めとかないと」．レジデントノート，19：2814-2821，2017

中島幹男 (Mikio Nakajima)
杏林大学医学部 救急医学教室
東京大学大学院医学系研究科 公共健康医学専攻
都立広尾病院 救命救急センター
日本救急医学会専門医，日本呼吸器学会専門医，日本内科学会認定医・総合内科専門医，社会医学系専門医

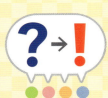

2月号のテーマ
酸素療法のギモン

4月号のテーマ
急性心不全の腎うっ血

みんなで解決！病棟のギモン
研修医の素朴な質問にお答えします

監修／香坂 俊（慶應義塾大学医学部循環器内科）

第24回 ステロイドマスターへの道！〜ステロイドの使い方　きほんのき

近藤 泰

本コーナーは初期研修医が日常臨床のなかで感じた**素朴な疑問**について，そのエッセンスを読みやすく解説するシリーズです．さて，今回はどんな質問が登場するでしょうか．

❓ 今回の質問

先生，ステロイド（経口，もしくは静注薬）の使い方が，よくわかりません．とりあえず，プレドニン®を60 mgくらいという感じですか？

❗ お答えします

おっと，慌てずにいきましょう！ステロイド投与の基本は，「使用目的（対象臓器・病態・合併症）と，ステロイドの特徴を考慮して，使い分けること」です．
勉強するときは，まず基本的なステロイドの特徴から学んでいくようにしましょう．
その次に，どんな症例に使うのか，ちゃんと押さえてくださいね．各疾患によってステロイド製剤の使用方法は大きく異なります．

研修医：先生，すみません．当直ではじめてステロイドを使うので，緊張して慌てていました．
指導医：大丈夫ですよ！で，ステロイドについてどこまで知っていますか？
研修医：先生，正直に言います．プレドニン®（プレドニゾロン）という薬があること以外，全くわかりません！
指導医：なるほど．ではまず，ステロイド製剤の種類と特徴を，まずはしっかりと学びましょう！

ステロイド製剤の種類と特徴，主な使い方

指導医：ステロイド製剤といっても，実はいろいろな種類があって，それぞれ特徴があるのですが…とりあえず実臨床で，よく名前を聞くステロイド製剤の一覧を見てみましょう（**表1**）．
研修医：あ，名前を知っているものもあります．これ，全部がステロイドだったんですね！
指導医：この表で最初のポイントは，「糖質コルチコイドと，鉱質コルチコイドの力価比」です．
研修医：1番上のヒドロコルチゾンが糖質コルチコイド：鉱質コルチコイド＝1：1で基本みたいですね．
指導医：その通り．ヒドロコルチゾンは別名「コルチゾール」で，実際にヒト副腎皮質から最も

みんなで解決！病棟のギモン

表1 ● 主なステロイド製剤の特徴と，主な使い方

ステロイド一般名（商品名）	生物学的半減期（時間）	糖質コルチコイド（力価比）	鉱質コルチコイド（力価比）	概算同等用量（mg）	特徴	主な使い方
【短時間型】						
ヒドロコルチゾン（ソル・コーテフ®，コートリル®）	8～12	1	1	20	内因性GC（生理的に分泌）	補充療法，気管支喘息発作
【中間型】						
プレドニゾロン（プレドニン®）	12～36	4	0.8	5	合成GC（以下すべて）最も汎用されている	抗炎症，免疫抑制，抗アレルギー作用（リウマチ膠原病，腎，呼吸器，皮膚科などさまざまな用途）
メチルプレドニゾロン（ソル・メドロール®，メドロール®）	12～36	5	＜0.01	4	MC作用が少ない．**ステロイドパルス**に使われる	
トリアムシノロン（ケナコルト®）	12～36	10	＜0.01		懸濁剤（水に不溶）→徐放剤，局注治療	
【長時間作用型】						
デキサメタゾン（デカドロン®）ベタメタゾン（リンデロン®）	36～72	25	＜0.01	0.75	GC受容体への結合力が強い（副作用も強い）	副腎機能検査，制吐作用，緩和医療

※GC：糖質コルチコイド，MC：鉱質コルチコイド．
文献1，2を参考に作成．

多く分泌されている，まさに基本中の基本，「生理的」な内因性糖質コルチコイドです．そのまま考えれば，生理的なものなので，この製剤を補充して使うのがよさそうですよね？どんなシチュエーションで使われると考えられますか？

研修医：うーん…ズバリ副腎皮質機能低下症ですか？

指導医：その通り！いわゆるAddison病（原発性副腎皮質機能低下症）の他にも，長期間ステロイドを内服している患者さんが，急にストレスを受けたり，ステロイドを休薬してしまうと，ステロイド離脱症候群という病態になります．こうした患者さんに，よい適応ですね．

研修医：先生，なんだか，このヒドロコルチゾンだけでも十分な気がするんですけど，どうしていろいろなステロイド製剤があるんですか？

指導医：いい質問です！もう一度，「糖質コルチコイドと，鉱質コルチコイドの力価比」のところを見てみてください．先生が最初に言ってくれたプレドニン®（プレドニゾロン）の力価比はどうなっているでしょうか？さらにその下，デキサメタゾン等の方にも注目してみましょう．

研修医：プレドニゾロンは，力価比が糖質コルチコイド4，鉱質コルチコイドは0.8です．デキサメタゾンは…すごい！糖質コルチコイド25で，鉱質コルチコイド作用はほとんどなし（＜0.01）です．全部極端に糖質コルチコイド作用が強くなっていますね．

指導医：素晴らしい．その通りです！ 実は今から半世紀前，1950年頃はヒドロコルチゾンしか使えませんでした．主にリウマチや膠原病に使われたのですが，連日高用量のステロイドが必要で，さまざまな副作用（特に水分貯留や電解質異常，心不全）が大きな問題になりました．

研修医：すなわち，鉱質コルチコイドの副作用が問題であったと…．

指導医：冴えてますね！ 抗炎症や，免疫抑制に鉱質コルチコイドの作用は不要です．そこで，より少量で炎症が抑えられ，かつ水分貯留などの副作用が少なくなるように，新しい合成糖質コルチコイド製剤が開発されていったのです．

　　　ただ，実際に使うのは表1にある程度で十分ですので，まずはこれらについて少しずつ学んで，そして使ってみるようにしましょう．

研修医：はい，わかりました！

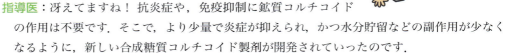

ステロイド製剤を使う目的（対象臓器・病態・合併症）を，はっきりさせよう

指導医：くり返しになりますが，ステロイド製剤を使うときは，目的をはっきりさせることが重要です．具体的に，以下のものを明確にしましょう．

POINT

ステロイド製剤使用時に明確にしておくこと
① 対象臓器：肺，腎臓，皮膚，中枢神経，関節　など
② 病態：アレルギー（主にⅠ型），炎症，膠原病（免疫異常），内分泌異常　など
③ 合併症：高齢者，小児，妊娠の有無，糖尿病，心不全　など

研修医：これらを区別することによって，何が変わるのでしょう？

指導医：投与するステロイドの種類，量，期間などが変わります．これらは実際にやってみないとわからないところもあります．早速，先生が今，診察している症例にあてはめてみましょう．

【ステロイドの使い方 実践編 ①】「ステロイド製剤の使い分け」：気管支喘息発作の場合

【症例1】　31歳 男性．呼吸困難
- 小児喘息の既往あり．本日，家の掃除を行っていた．夜になると呼気時にヒューヒューする音を自覚．頑張って寝ようとしたが，横になると息が苦しく一向に眠れないため，救急外来受診．
- 体温 36.8℃，脈拍 88回/分，血圧 122/80 mmHg，呼吸回数 24回/分，SpO_2 92％（室内気）
- 聴診上，**両肺に wheeze を聴取**．

研修医：診断は，気管支喘息．ガイドラインを見ると中等度の発作と考えられ，β刺激薬はすでに吸入してもらっているところです．

指導医：ありがとう．初期診断は正しそうですね．では，喘息って大まかにどんな病態かな？

研修医：アレルギーなどを背景に，気道の炎症を起こすことで，気流制限が起こります．

指導医：そうですね！今は発作が起きている状態だから，炎症を抑えてあげればいいので，膠原病のような長期間のステロイド投与は必要なさそうですね．

では次に，もう一度ガイドラインや成書を見てみましょう．本症例にそもそもステロイド投与は適切か，そして，どんなステロイドを使うと記載されていますか？ また，ステロイドを投与する前に症例の合併症を確認しましょう．

研修医：…本症例は中等症の発作なので，ステロイド投与の適応がありそうです！ 使われるステロイド製剤ですが，初期には点滴でヒドロコルチゾン（ソル・コーテフ®）200〜500 mg，メチルプレドニゾロン（ソル・メドロール®）40〜125 mg，ベタメタゾン（リンデロン®）4〜8 mgが使えるようです．また，本症例は若年者で，既往症，合併症も特にないので，どのステロイドも使えそうですね．

指導医：そうですね．でも，同じような気管支喘息発作だとして，次のような合併症をもつ症例では，ステロイドの使い方はどう考えますか？

【症例1-②】 71歳男性，高血圧，心房細動の既往
【症例1-③】 31歳男性，アスピリン喘息の既往

研修医：症例1-②は，あまり心臓に負担をかけたくないです．…あ，わかりました，鉱質コルチコイド作用ですか！？

指導医：ちゃんと覚えていましたね！ 短期間の投与の場合は，影響がないこともありますが，効果が変わらないのであれば，水分貯留のリスクを減らすために，鉱質コルチコイド作用が少ない製剤がいいかもしれませんね．

研修医：症例1-③は…どういうことでしょうか？？

指導医：実はステロイドは基本的に水に不溶のため，注射製剤にはコハク酸エステルなどを付加させて溶かします．しかし，アスピリン喘息の40〜60％の症例で，コハク酸エステルに対してアレルギーが起こるといわれています．

研修医：ステロイド製剤でアレルギーが誘発される可能性があるとは知りませんでした！

指導医：リンデロン®（ベタメタゾン）は，リン酸エステル型製剤なので，アスピリン喘息既往でも安全に使用できます．

研修医：こういった合併症などで，使えるステロイドの種類も変わってくるんですね！

指導医：わかってくれましたね！ では，これまでの症例の使い方をまとめてみたので，整理してみましょう（図）！

【ステロイドの使い方 実践編 ②】
「ステロイドの用法，用量」：膠原病（ループス腎炎）の場合

研修医：先生，ほかにも今，リウマチ・膠原病内科を回っていて，ループス腎炎〔全身性エリテマトーデス（SLE）〕の若い女性の患者さんをもっています．カンファレンスで，「ステロイドパルスのあと，高用量のプレドニゾロン（PSL）を投与する」と，方針は決まったのですが，そちらも具体的にどう処方すればいいのか，わからないんです．

指導医：なるほど！ 最初に言った通り，ステロイドの治療対象（臓器・病態・合併症）の違いで，用法用量は異なります．ここまで見てきた喘息との違いと，リウマチ・膠原病領域でのステロイドの使い方について，一緒に考えてみましょう．

【症例1】31歳男性

対象臓器：	気管支喘息発作（中等度）
疾患・病態：	アレルギー，炎症
合併症：	特になし

↓

ステロイドの種類・投与量	投与期間
ヒドロコルチゾン 200〜500 mg or メチルプレドニゾロン 40〜125 mg or ベタメタゾン 4〜8 mg	短期間

【症例1-②】71歳男性

対象臓器：	気管支喘息発作（中等度）
疾患・病態：	アレルギー，炎症
合併症：	高血圧，心房細動

↓

ステロイドの種類・投与量	投与期間
メチルプレドニゾロン 40〜125 mg or ベタメタゾン 4〜8 mg	短期間

（鉱質コルチコイド作用を考慮）

【症例1-③】31歳男性

対象臓器：	気管支喘息発作（中等度）
疾患・病態：	アレルギー，炎症
合併症：	アスピリン喘息

↓

ステロイドの種類・投与量	投与期間
ベタメタゾン 4〜8 mg	短期間

（コハク酸エステルアレルギーを考慮）

図 ● さまざまな合併症による，ステロイド製剤の使い分け（気管支喘息発作を例に）

【症例2】 24歳女性（体重47kg）．発熱，蛋白尿，血尿

3カ月前に海水浴に行ったところ，顔面，および全身の露光部に皮疹の出現を認めた．その後，関節痛が出現．当院を紹介受診したところ，汎血球減少，抗核抗体陽性，dsDNA抗体陽性，補体低下，尿蛋白3 g/日，尿潜血2＋を認め，入院．腎生検ではISN/RPS分類 IV型のループス腎炎を認めた．

指導医：典型的なSLE，ループス腎炎の症例で，IV型のループス腎炎というのは，予後のよくない重症のループス腎炎と捉えていいでしょう．リウマチ・膠原病領域のステロイド治療は，悪さをしている自己免疫細胞を叩きつけ，抑え込むことが目的です．基本的には不可逆の病態と対峙しているため，喘息のような可逆性のアレルギー病態と違って，「ステロイドの量も多く，投与期間も長くなる」ことが多いです．

まずは，ステロイドパルスについてですが，これは超大量にステロイドを投与する方法で，重症病態を早急に抑える際に用いられ，ループス腎炎では40年前から使われています．

研修医：実際に使用したところを見たことがなくて…．

指導医：ステロイドパルスでは超大量にステロイドを投与するため，鉱質コルチコイド作用が少ないメチルプレドニゾロンを使います．具体的には，水溶性メチルプレドニゾロン1,000 mgを，250 mLの5％ブドウ糖，もしくは生理食塩水で希釈し，2時間ほどで点滴静注します．最近ではセミパルスといって，250〜500 mg/回のステロイドパルスもあります．

表2　PSL投与量の目安（膠原病の場合）

ステロイド投与量	基準（PSL換算）	対象臓器病変
高用量（大量）	1 mg/kg/日	腎臓，中枢神経，間質性肺炎など
中等量	0.5 mg/kg/日	漿膜炎（胸膜炎など），器質化肺炎など
少量	10〜20 mg/日以下	関節炎，皮疹など

文献2より作成．

研修医：そんな大量に投与して，急な副作用とかはありませんか？

指導医：それが，思った以上に安全に行えます．実は昔ステロイドパルスがボーラス（急速静注）で行われていた頃は，心室頻拍などの重篤な不整脈，中枢神経症状がみられていましたが，1〜2時間で点滴静脈投与するようになってから，これらの副作用はあまりみられなくなりました．ただ，心機能異常のある患者さんでしたら，モニターしておいた方が安全だと思います．

研修医：ありがとうございます．ステロイドパルスはわかったのですが，その後「高用量のPSL」とあるんですけど，これがどれくらいなのか，学生実習のときからイマイチよくわかりません．

指導医：ステロイドの用量は，引っかかることが多いですね！簡単にまとめてみました（表2）．

研修医：やはり対象臓器，特に命にかかわる臓器の障害は投与量も多くなるのですね．腎臓が対象だと，体重47 kgの本症例の場合，高用量でPSL 47 mg/日を処方するのでしょうか？

指導医：患者さんの状態にもよりますが，中等量〜高用量では，あまり1 mg単位で区切らず，おおむね繰り上げることが多いと思います．

研修医：ということは，50 mg/日のPSLを処方すればいいのですね！

指導医：投与量はだいたいそれでOKです．では，次に問題です！先ほどから，ステロイド製剤は主に点滴で投与していましたが，静注と経口で，ステロイドの体内への吸収量に差はあるでしょうか？

研修医：印象では，静注の方が効きがよさそうです！

指導医：実はですね，経口ステロイドの腸管吸収率は，「ほぼ100％」です．だから，ステロイドは原則経口投与です．静注はショックや腸管安静が必要な症例や，ステロイドパルスで用いられます．

研修医：ありがとうございます！早速PSL 50 mgを経口で処方…あれ，分割？それとも1回投与？

指導医：そこも重要なポイントです．分割投与と1回投与で，ステロイドの効果には差があります．効果が途切れず，また夜間の方がPSLの効果が高いことが知られており，初期は分割投与の方がよいとされます．

研修医：でも，夜間に使うと，不眠とかの症状が強く出るって聞きます！

指導医：その通りです！なので，生理的な副腎皮質ホルモンの分泌に合わせて，分割投与量は「朝≧昼≧夜」が原則です．初期治療では薬効を重視しますが，減量時は夜のPSLから優先的に下げていきます．

研修医：では，本症例における実際のPSL 50 mg/日の投与方法は，PSL 5 mg錠を10錠使うと

すると,「朝-昼-夕で(4-3-3)もしくは(4-4-2)」で投与する,という形でよろしいでしょうか?

指導医:すばらしい! ステロイドの処方がちゃんとできましたね,立派です! この調子なら,ステロイドマスターへの道もそう遠くはありません! 今回は,喘息と,ループス腎炎に絞って話をしましたが,対象臓器や病態,合併症によって,さまざまな使い分けがあるので,その他の使い方については,成書を見てみてください[1,2]!

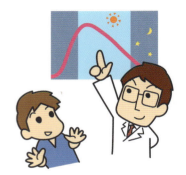

さて,今後はステロイドの副作用について学んでいきましょう.ここからが,腕の見せどころになります.今日はお疲れさまでした.

研修医:ありがとうございました! 次回も楽しみにしています.

(少し先になりますが,今後,本連載でステロイドの副作用についてとりあげる予定です)

文献

1)「一冊できわめる ステロイド診療ガイド」(田中廣壽/他,編),文光堂,2015
2)「リウマチ・膠原病診療ゴールデンハンドブック」(竹内 勤/編),南江堂,2017
3)「ステロイドのエビデンス」(川合眞一/編),羊土社,2015
4) Global Initiative for Asthma (GINA)
   http://ginasthma.org
5)「喘息予防・管理ガイドライン 2015」(日本アレルギー学会喘息ガイドライン専門部会/監),日本アレルギー学会,2015
6) Rowe BH, et al: Early emergency department treatment of acute asthma with systemic corticosteroids. Cochrane Database Syst Rev: CD002178, 2001
7) Cathcart ES, et al: Beneficial effects of methylprednisolone "pulse" therapy in diffuse proliferative lupus nephritis. Lancet, 1: 163-166, 1976
8) Mackworth-Young CG, et al: A double blind, placebo controlled trial of intravenous methylprednisolone in systemic lupus erythematosus. Ann Rheum Dis, 47: 496-502, 1988

近藤 泰 (Yasushi Kondo)

東海大学医学部 内科学系 リウマチ内科
慶應義塾大学医学部 リウマチ・膠原病内科
専門:リウマチ・膠原病,産業医,子育て支援,節税対策.
とうとう2017年度も終わりですね.レジデントノートをご覧の皆さまも,それぞれ,新しい道に進まれることと思います.私が今勤めている東海大学医学部付属病院は,神奈川県西湘南地区のリウマチ・膠原病診療を一手に担っており,都内の有名大学病院にも勝るとも劣らない症例数を経験でき,とても充実した日々を過ごすことができます.大山・丹沢といった山々,湘南の海も,あなたを待っています! 興味のある方は,いつでもご連絡ください.

シリーズ
よく使う日常治療薬の正しい使い方

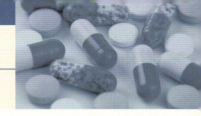

脂質異常症治療薬の使い方
〜動脈硬化性疾患予防ガイドライン改訂と合わせて〜

吉田雅言（岡山大学病院 循環器内科）

◆薬の使い方のポイント・注意点◆
- 脂質異常症を正しく診断する方法を知り，改訂された動脈硬化性疾患予防ガイドラインを使ってみましょう
- ストロングスタチンを基本とした脂質異常症管理について勉強しましょう

1. はじめに

筆者は循環器内科医で，PCI（percutaneous coronary intervention：経皮的冠動脈インターベンション）と循環器内科外来をしております．まず，読者の皆さんが脂質異常症に出会うような場面を考えてみました．症例ごとにどう対処するか，一緒に考えていきましょう！

【症例1】
> 50歳男性．1時間前からの胸痛であなたが勤務するERに搬送．AMIと診断され緊急カテーテル検査・治療が行われました．CICU入室となり，PCIした指導医に「今来たAMIの患者さんに，強めにスタチン効かしといて」と依頼されました．

AMI：acute myocardial infarction（急性心筋梗塞）

【症例2】
> 45歳男性．糖尿病教育入院で，あなたは入院後から担当医となりました．肥満あり，禁煙は入院後から，HbA1c 9.0 %で，LDLコレステロールが 230 mg/dLと高値です．

【症例3】
> 55歳女性．整形外科手術目的で入院され，あなたが担当医となりました．入院時採血では総コレステロール240 mg/dLと高値です．指導医からは「コレステロール？よきにはからえ」とのありがたいコメント．

2. 脂質異常症の診断基準

脂質異常症は空腹時採血にて診断しますが，10時間以上の絶食が必要です．表1に脂質異常症の診断基準を示します．保険制度から，LDLコレステロール（以下LDL-C）・HDLコレステロール（以下HDL-C）・トリグリセライド（以下TG）・総コレステロールの4種のうち一度に計測してよいのは3つまでです．一般的には総コレステロール・HDL-C・TGを計測し，LDL-CはFriedwaldの計算式※で計算します．

※Friedwald（フリードワルド）の計算式：
LDL-C ＝ 総コレステロール − HDL-C − TG/5

TG高値が予想される症例（400 mg/dL以上だとFriedwaldの計算式は使えません）や絶食ができていない場合は，LDL-C直接測定が有用なこともあります．ただ，これまでの臨床研究がFriedwaldの計算式を用いたLDL-Cでなされていることもあり，われわれの日常診療でもこれに則って検査するべきでしょう．また，TG高値の場合はnon-HDLコレステロール（以下Non-HDL-C）で評価します．

【症例1】が夜間休日にきたAMI症例だとしても，「休みがあけてから検査をしないとLDL-C値が不明だから，スタチンは出せません」なんてことは許されません．指導医の言うとおり，強めのスタチンをすぐに処方しましょう．PROVE IT-TIMI 22試験[1]などの試験で，急性冠症候群（ACS）に対し発症早期から高用量スタチンを開始することで心血管イベント発生が抑制されることが実証されています[2]．

わが国のAMI症例の半数前後がLDL-C 120 mg/dL以下との報告[3]もあります．AMI急性期に健常時と比してLDL-Cが低値になっている場合もあり

表1 脂質異常症診断基準（空腹時採血）

LDLコレステロール	140 mg/dL以上	高LDLコレステロール血症
	120〜139 mg/dL	境界域高LDLコレステロール血症
HDLコレステロール	40 mg/dL未満	低HDLコレステロール血症
トリグリセライド	150 mg/dL以上	高トリグリセライド血症
Non-HDLコレステロール	170 mg/dL以上	高non-HDLコレステロール血症
	150〜169 mg/dL	境界域高non-HDLコレステロール血症

文献4より引用．

ますし，欧米と比してLDL-Cが低値でも発症する症例が多いのも事実だと思います．しかしこれらの症例に対してもスタチン開始一択です．

【症例2】は空腹時採血でLDL-Cが230 mg/dLであるとして，以後の評価方法について次項で確認しましょう．

【症例3】は入院中に採血する機会があれば，総コレステロールのみでなくHDL-CとTGも計測し，LDL-Cを算出して動脈硬化性疾患のリスク評価をしましょう．

3．脂質コントロールの指針

今回は動脈硬化性疾患予防ガイドライン2017年版[4]から危険因子を用いたリスク評価方法の簡易版を紹介させていただきます（図，表2）．吹田スコアによる冠動脈疾患発症予測モデルを用いたリスク評価法もありますが，こちらはガイドラインを参照いただくか，ガイドラインを元に作成された「**冠動脈疾患発症予測・脂質管理目標値設定アプリ**」で実際に体験してみてください．10年以内に冠動脈疾患を発症する確率もわかって，とても便利です．

冠動脈疾患既往のある「二次予防」症例では，LDL-C 100 mg/dL未満，必要に応じて70 mg/dL未満をめざします．【症例1】にしっかりと二次予防を行うのならストロングスタチンを少なくとも常用量から開始します．施設によって差はあるでしょうし，冠動脈病変の質などとの兼ね合いもありますが，二次予防症例はLDL-C 70 mg/dL未満をめざすのが一般的です．

【症例2】は一次予防ですが糖尿病があって，高リスク症例に分類されるため，LDL-C 120 mg/dL未満をめざしてスタチンの投与を考慮…．でもちょっと待ってください！LDL-Cが未治療時に180 mg/dLを超える症例では，**家族性高コレステロール血症（familial hypercholesterolemia：FH）ヘテロ接合体**の合併を疑う必要があります．

成人（15歳以上）のFHヘテロ接合体の診断基準[4]を以下に示します．

- 高LDL-C血症（未治療時のLDL-C 180 mg/dL以上，250 mg/dL以上のときは特に強く疑われる，甲状腺機能低下などによる続発性脂質異常症も鑑別が必要）
- 腱黄色腫（手背，肘，膝等またはアキレス腱肥厚）あるいは皮膚結節性黄色腫
- FHあるいは早発性冠動脈疾患（男性なら55歳未満，女性65歳未満）の家族歴（2親等以内）

診断基準のうち2項目以上あてはまればFHヘテロ接合体と診断されます．一次予防のFH症例では，LDL-C管理目標値は100 mg/dL未満または無治療時の50％未満と目標値が厳しめです．

【症例2】は，X線でアキレス腱の肥厚があり，父親や伯父さんが50歳頃に狭心症に罹患していることが判明したことからこの患者さんは糖尿病のあるFHと診断されます．教育入院中に動脈硬化のスクリーニングを行い，場合によっては循環器内科に紹介します．

【症例3】では，空腹時採血でLDL-Cが130 mg/dL，HDL-Cが70 mg/dLであることがわかりました．危険因子を確認すると，HDL-C低値なし，家族歴や喫煙歴なし，高血圧や耐糖能異常もありませんでした．以上から【症例3】は低リスクに分類されますので，LDL-C 160 mg/dL未満が目標値，現時点で達成されています．患者さんへ上記をお伝えし，このコレステロール値を維持できるよう，摂取カロリーや脂質のとりすぎに注意し，整形外科手術が終われば運動しましょう，とも伝えておきましょう．

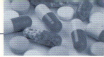
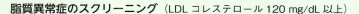

よく使う日常治療薬の正しい使い方

```
脂質異常症のスクリーニング（LDL コレステロール 120 mg/dL 以上）
              ↓
冠動脈疾患の既往があるか？ ──「あり」の場合──→ 二次予防
   ↓「なし」の場合
以下のいずれかがあるか？ ──「あり」の場合──→ 高リスク
 ┌─────────────────┐
 │ 糖尿病（耐糖能異常は含まない）│
 │ 慢性腎臓病（CKD）      │
 │ 非心原性脳梗塞        │
 │ 末梢動脈疾患（PAD）     │
 └─────────────────┘
   ↓「なし」の場合
以下の危険因子の個数をカウントする
 ┌─────────────────┐
 │ ① 喫煙            │
 │ ② 高血圧           │
 │ ③ 低 HDL コレステロール血症  │
 │ ④ 耐糖能異常         │
 │ ⑤ 早発性冠動脈疾患家族歴    │
 │  （第1度近親者かつ発症時の年齢が │
 │  男性 55 歳未満，女性 65 歳未満 │
 │  注：家族歴等不明の場合は 0 個と │
 │  してカウントする．）       │
 └─────────────────┘
```

性別	年齢	危険因子の個数	分類
男性	40〜59歳	0個	低リスク
		1個	中リスク
		2個以上	高リスク
	60〜74歳	0個	中リスク
		1個	高リスク
		2個以上	高リスク
女性	40〜59歳	0個	低リスク
		1個	低リスク
		2個以上	中リスク
	60〜74歳	0個	中リスク
		1個	中リスク
		2個以上	高リスク

図　冠動脈疾患予防からみた LDL-C 管理目標設定のためのフローチャート
文献4より引用．

表2　リスク区分別脂質管理目標値

治療方針の原則	管理区分	脂質管理目標値（mg/dL）			
		LDL-C	Non-HDL-C	TG	HDL-C
一次予防 まず生活習慣の改善を行った後薬物療法の適用を考慮する	低リスク	＜160	＜190	＜150	≧40
	中リスク	＜140	＜170		
	高リスク	＜120	＜150		
二次予防 生活習慣の是正とともに薬物治療を考慮する	冠動脈疾患の既往	＜100 （＜70）※	＜130 （＜100）※		

文献4より引用．
※FH，急性冠症候群のときに考慮する．糖尿病でも他の高リスク病態（非心原性脳梗塞，末梢動脈疾患，慢性腎臓病，メタボリックシンドローム，主要危険因子の重複，喫煙）を合併するときはこれに準ずる．

4．よく用いる脂質異常症治療薬の種類

1）第一選択薬！スタチン（HMG-CoA還元酵素阻害薬）

肝臓でのHMG-CoA還元酵素の働きを阻害して，血液中のコレステロール値（特にLDL-C）を低下させます．抗炎症作用など多面的効果もあります．副作用は肝機能障害や筋肉痛，CK上昇，ミオグロビン上昇を伴う横紋筋融解症などがあります．薬剤説明書に筋肉痛と記載されているせいもあり，患者さんから筋肉痛でしょうか？と相談を受けることも多いです．よく病歴聴取・診察し，採血でCKの上昇がない場合は，スタチン内服の必要性を十分に説明して経過観察でよいこともあります．改善しない場合は減量する，または他のスタチンへ切り替えることで内服継続可能となることもあります．

稀ながら横紋筋融解症や重症なミオパチーが起こることもあります．腎機能低下症例，フィブラート系薬剤やシクロスポリンなどとの併用には要注意です．もちろん重度の副作用症例は即スタチン中止です．

【症例1】や【症例2】では目標値に向かってスタチンを増量していきます．それによって筋肉痛や倦怠感が出てきて，量を戻すと症状が消失する，そんなときは増量前の投与量がその患者さんにおけるスタチン最大耐用量となります．その用量を維持しつつ，スタチン以外の薬を追加して目標値の達成をめざします．

日本で使えるスタチンは「アトルバスタチン（リピトール®），ピタバスタチン（リバロ），ロスバスタチン（クレストール®），プラバスタチン（メバロチン®），シンバスタチン（リポバス®），フルバスタチン（ローコール®）」の6種類で，前3者が特にストロングスタチンと呼ばれています．まずこの3剤に慣れましょう．

【症例1】と【症例2】では私なら，「クレストール®（5 mg）1回1錠 1日1回」，「リバロ（2 mg）または（4 mg）1回1錠 1日1回」，「リピトール®（10 mg）1回1〜2錠 1日1回」のいずれかを開始します．あとはLDL-Cやnon-HDL-Cを参考に調整していきます．

一次予防でLDL-Cを少し下げたい場合は「リバロ（1 mg）1回1錠 1日1回」や「リピトール®（5 mg）1回1錠 1日1回」を使うことが多いです．ストロングスタチン以外は"the Lower the Better"の現代循環器内科医にとっては出番の少ない薬剤です．

2）エゼチミブ〔ゼチーア®（小腸コレステロールトランスポーター阻害薬）〕

スタチンは肝臓でのコレステロール合成を阻害しますが，この薬剤は小腸でのコレステロール吸収を抑制することでLDL-Cを低下，さらにTGも少し低下させます．スタチン投与症例ではコレステロール吸収が亢進しているので，併用すると強力なLDL-C低下作用が期待できます．単体での心血管事故リスク低下を証明する研究がないため，基本はスタチンに上乗せする薬です．

【症例1】【症例2】ではスタチン単体で十分なLDL-C低下が得られなければ「ゼチーア®（10 mg）1回1錠 1日1回」を追加します．近いうちにリピトール®とゼチーア®の合剤であるアトーゼット™配合錠（LD/HD）も使用可能になります．

3）PCSK9阻害薬

肝臓のLDL受容体の分解にかかわるPCSK9タンパクにこの薬剤が結合することでLDL受容体が分解されないために血中LDL-Cがえげつないほど（30 mg/dLくらいまで）低下します．エボロクマブ（レパーサ®）とアリロクマブ（プラルエント®）があります．皮下注射薬である点と薬価が高い点が問題です．FHの二次予防症例や心血管イベントの発症リスクが高い症例で，スタチンやゼチーア®の投与でも脂質コントロールが不十分な場合に使います．現時点ではスタチンとの併用が必要で，単剤での使用は保険適用外です．

4）フィブラート系薬剤

TG高値（500 mg/dL以上が目安）の症例に使います．スタチンとの併用で横紋筋融解症の発症率が高くなるため**原則併用禁忌，必要症例のみ併用**されます．高TG血症に対する薬剤介入での動脈硬化性疾患発症予防効果について十分なエビデンスはありません．脂質制限や禁酒を行うのが第一です．

シリーズ
よく使う日常治療薬の正しい使い方

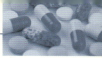

個人的には「ベザフィブラート（ベザトール®）(200 mg) 1回1錠1日2回」を用いることが多いです．TGを下げることで得られるメリットは動脈硬化疾患の予防よりも，急性膵炎の予防になるかと思います．

5）多価不飽和脂肪酸

イコサペント酸エチル（エパデール）とオメガ3脂肪酸エチル（ロトリガ®）があります．平たく言えば青魚の油を薬剤にしたものです．TG低下作用が若干あり，ロトリガ®の方がエパデールより強いです．日本で行われたJELIS試験[5]でスタチンにエパデールを上乗せした群がスタチン単独投与群に比して主要冠動脈イベント発症を低下させたことが実証されており，高リスク症例に上乗せします．抗炎症作用や抗血小板作用など多面的効果もあり，急性冠症候群後1カ月の心臓死や致死性不整脈の発症を抑制したという報告[6]もあります．【症例1】には「エパデールS (900 mg) 1回1包1日2回」の追加も検討します．

6）その他

他にもコレスチミドやプロブコール，ニコチン酸，ロミタピドなどがありますが，脂質異常症の専門医に任せましょう．専門医でなければこれらを自分で判断して投与することはないと思います．

5．さいごに：身体所見も重要！

脂質をコントロールするということは患者さんの動脈硬化をマネジメントする，全身を診るということです．動脈硬化の評価には身体所見も大事です．まず目を見て貧血黄疸だけでなく角膜輪（50歳未満で角膜輪が存在する場合，FHの可能性が高まります）の有無をみます．次に両頸部，腹部，両鼠径部の血管雑音の聴診，脈拍触知を両橈骨動脈や両鼠径部，足背動脈で確認します．異常があればABI (ankle brachial index) や頸動脈・下肢血管エコーなど，精査を検討しましょう．

薬剤の使い方からの脱線が多く恐縮ですが，皆さまの臨床に役立てば幸いです．

引用文献

1) Cannon CP, et al：Intensive versus moderate lipid lowering with statins after acute coronary syndromes. N Engl J Med, 350：1495-1504, 2004
2) 「そうだったんだ！脂質異常症」（伊藤 浩/編），文光堂，2016
3) 佐久間一郎，他：LDLコレステロールが低値の急性心筋梗塞症例が有する脂質の特徴：一般住民健診受診者を対照群とした検討．人間ドック，24：129-136, 2009
4) 「動脈硬化性疾患予防ガイドライン2017年版」（日本動脈硬化学会/編），日本動脈硬化学会，2017
5) Yokoyama M, et al：Effects of eicosapentaenoic acid on major coronary events in hypercholesterolaemic patients (JELIS)：a randomised open-label, blinded endpoint analysis. Lancet, 369：1090-1098, 2007
6) Doi M, et al：Early eicosapentaenoic acid treatment after percutaneous coronary intervention reduces acute inflammatory responses and ventricular arrhythmias in patients with acute myocardial infarction：a randomized, controlled study. Int J Cardiol, 176：577-582, 2014

【著者プロフィール】
吉田雅言（Masatoki Yoshida）
岡山大学病院 循環器内科
PCIを専門としています．不謹慎かもしれませんが閉塞した冠動脈をみるとワクワクします．しかし，実際はただPCIだけやればいいわけではありません．循環器内科医，内科医として，今回の脂質コントロールも含めて幅広い面から患者さんにかかわっています．進路に悩む読者の皆さま，循環器内科も考えてみてください！おすすめですよ！

Book Information

本当にわかる
精神科の薬 はじめの一歩 改訂版

具体的な処方例で経過に応じた
薬物療法の考え方が身につく!

3月中旬発行予定

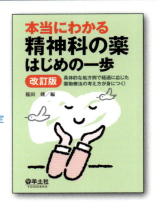

編集／稲田　健

□ 予価(本体 3,400円＋税)　□ A5判　□ 280頁　□ ISBN978-4-7581-1827-9

- プライマリケアで役立つ向精神薬の使い方を, キホンに絞ってやさしく解説!
- 具体的な処方例で, 薬の使い分け, 効果や副作用に応じた用量調整, やめ時, 減らし方, 処方変更など処方のコツやポイントがわかる

好評書の改訂版! 新薬追加, 適応拡大を反映しアップデート

薬局ですぐに役立つ
薬の比較と使い分け100

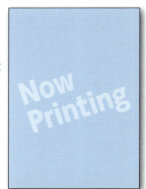

著／児島悠史

□ 定価(本体 3,800円＋税)　□ B5判　□ 423頁　□ ISBN978-4-7581-0939-0

- 類似薬の違いについて, 約730点の参考文献を明記して解説!
- 個々の薬の特徴やよく似た薬の違いがわかる!
- 患者に応じた薬の使い分けがわかり, 服薬指導にも自信がつく!

薬剤師のほか, 研修医, その他医療スタッフにもおすすめ!

改訂第3版
ステロイドの選び方・使い方ハンドブック

3月上旬発行予定

Now Printing

編集／山本一彦

□ 予価(本体 4,300円＋税)　□ B6判　□ 約380頁　□ ISBN978-4-7581-1822-4

- 具体的な処方例・幅広い疾患の解説などいいところはそのままに, 内容のアップデートを行い, 新規項目を追加.
- 対応疾患は48! さらに充実の1冊となりました.

「ステロイドの実用書といえばこの1冊」の大好評書が改訂!

発行　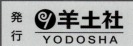　〒101-0052　東京都千代田区神田小川町2-5-1　TEL 03(5282)1211　FAX 03(5282)1212
E-mail：eigyo@yodosha.co.jp
URL：www.yodosha.co.jp/

ご注文は最寄りの書店, または小社営業部まで

こんなにも面白い医学の世界
からだのトリビア教えます

中尾篤典
（岡山大学医学部 救急医学）

第42回 ポケモンGOはどうなったか？

　ポケモンGOは2016年7月にリリースされ，一時社会問題化しましたよね．これは，ポケモンのキャラクターを自ら歩いて集めてまわるゲームで，歩きスマホが問題になってきたのもこれがきっかけです．あれだけ騒がれたポケモンGOもいまやほとんど聞かれません．岡山大学病院にも「院内でポケモンGOは禁止です」という張り紙がなされていますが，そうでなくてもしている人はほとんどいません．

　ポケモンGOが医学に及ぼした影響はどうであったか，いくつか論文が発表されています．まず，最も心配なのは，ゲームに集中するあまり注意散漫になって起きる交通事故ですが，日本でポケモンGOが普及してから1カ月の間では，交通事故での死亡は増加しませんでした[1]．いくつか事故の症例報告はあるものの，概して言えることは，ポケモンGOの出現で歩行者の事故が有意に増加したとの報告はないということです．

　一方，アメリカではスマートフォンをもつ18歳から35歳の人を対象に，ポケモンGOインストール前4週間からインストール後6週間までの1日歩数を調べています．インストール前に約5,000歩/日であった者は，インストール後に1,000歩/日増え，その後ゆるやかに減少していって6週間でもとの歩数に戻ったそうです[2]．似たような研究はいくつかあり，2016年に少なくともアウトドアで過ごす時間と蚊に刺される人が増えたことは間違いないようです[3, 4]．

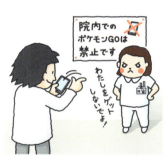

　岡山大学病院では，ポケモンGOによる事故の搬送は今のところありませんが，どういうわけか，溝に落ちて怪我をする患者さんが大変多く搬送されてきます．われわれは，「溝外傷」と呼んでいますが，これはポケモンGOが原因ではなく，酩酊していたり，暗がりで単に足を踏み外したりするためで，かなりの重症外傷であることも少なくありません．当科の若い先生がこの「溝外傷」について研究発表をしてくれましたが，これのおかげで市民への啓発が進み，公共工事が進んだという都市伝説もあります[5]．どんなことでも，分析して研究して発表するのは大切なことなのです．

文献

1) Ono S, et al：Effect of Pokémon GO on incidence of fatal traffic injuries：a population-based quasi-experimental study using the national traffic collisions database in Japan. Inj Prev：2017
2) Howe KB, et al：Gotta catch'em all! Pokémon GO and physical activity among young adults：difference in differences study. BMJ, 355：i6270, 2016
3) Wong FY：Influence of Pokémon Go on physical activity levels of university players：a cross-sectional study. Int J Health Geogr, 16：8, 2017
4) Oidtman RJ, et al：Pokémon Go and exposure to mosquito-borne diseases：How not to catch 'em all. PLoS Curr, 15：8, 2016
5) Nosaka N, et al：Ditch-related falls：Need for preventive educational campaigns. Acute Med Surg, 3：212-213, 2016

眼科エマージェンシー こんなときどうする？

▶ 研修医も救急外来でよく出会う眼科疾患について，眼科医の考え方・動き方を伝授します！

シリーズ監修　加藤浩晃

第28回　飼い犬に眼瞼を噛まれた！

徳毛花菜

症例

主訴：左眼瞼の出血

30歳代女性．愛犬（小型犬）といつもと同じように遊んでいたら，急に左眼瞼の下方を噛まれた．犬はすぐに離れたが，出血量が多く，あわてて救急車を要請し，夜間救急外来を受診した．左下眼瞼からの出血で視界が妨げられているが，視力低下の自覚はない（図1）．

既往歴：生来健康で特記事項はない．

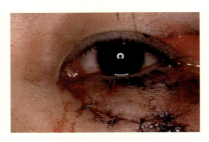

図1　研修医に縫合された左下眼瞼

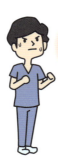

担当研修医の心の声

- 動物咬傷だ！しっかり洗浄して，破傷風トキソイドも投与しなきゃ
- 動物咬傷は縫合しない方がいいけど，顔面は美容的な問題があるから縫合OKなはず
- 一通りのことが自分でできたぞ！一応眼科の先生に明日診てもらった方がいいかもしれないから連絡しておこう（図1）

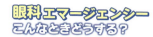

> **症例の経過**
> 眼科医に症例の報告を行うと，研修医が縫合したところはすべて切糸され，再処置の準備を指示された．

● 眼科医の診察と診断

診断：涙小管断裂

疾患のポイント	● 涙の排出路である涙小管が外傷により断裂した状態である． ● 涙小管が断裂した場合，きちんと再建しなければ，流涙症に悩まされることになる． ● 再建方法は，涙小管の断端を探し，涙点→損傷部→鼻涙管の順にチューブを通して管腔を確保してから皮膚創を縫合する（図2）．
診察のポイント	● 下眼瞼内眼角部に創部がある場合は涙小管断裂の可能性を考える． ● 通水検査*を行い，通水した水が創部からにじみ出ることなく，鼻腔内に水が出てきたら涙道に異常がないと判断できる． ＊通水検査とは： 涙点から生理食塩水を注入し涙道がうまく機能しているか，開通しているかを確認する検査である（図3）．涙道が通っていれば鼻腔内に生理食塩水が排出される．2 mLのシリンジに先が尖っていない通水針をつけて検査する．外傷後の通水検査は眼瞼の腫脹や出血により，難易度の高い検査となる．

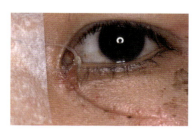

図2　症例：チューブが涙小管に挿入された状態

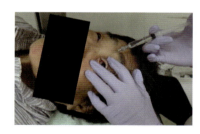

図3　通水検査

● 初期対応

目標	● 適切な判断，コンサルテーションを行う．
初期対応のポイント	● 涙小管断裂を疑ったら，自分で縫合する前に，眼科コンサルトを行う． ● 縫合前の創部処置は，普段通りに行う．しっかりとした洗浄と必要に応じて破傷風トキソイドを投与する． ● 眼に薬液や水が入って患者が痛がるときはオキシブプロカイン塩酸塩（ベノキシール®）やリドカイン塩酸塩（キシロカイン®）を点眼して麻酔する．

 徳毛花菜（Kana Tokumo）
国立病院機構 呉医療センター 眼科

 加藤浩晃（Hiroaki Kato）
京都府立医科大学 眼科学教室

記事広告　最終回

Otsuka　株式会社大塚製薬工場

輸液療法シリーズ
シリーズ監修：日本医科大学 名誉教授／医療法人社団やよい会 理事長　飯野靖彦

麻酔科で必要な輸液の知識

術中輸液療法の変遷と基本知識や心機能低下時の循環管理，心臓外科手術時の輸液などを4回にわたり解説します．

慶應義塾大学医学部麻酔学教室 講師　香取信之氏
日本医科大学 名誉教授／医療法人社団やよい会 理事長　飯野靖彦氏

第4回 心臓外科手術の輸液管理

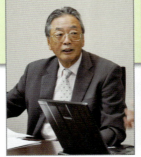
飯野氏

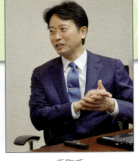
香取氏

飯野：「麻酔科で必要な輸液の知識」，最終回の第4回はリスクが高いといわれている，心臓外科手術の際の輸液管理についてお話しいただきます．

1 心臓外科手術の特徴

飯野：心臓外科手術の特徴とはなんでしょうか．
香取：まず，心不全の患者さんが多く，その原因も，虚血性の心不全や弁膜症など，多様であることが特徴としてあげられます．
　そして，手術侵襲だけではなく，人工心肺の使用などにより，炎症が亢進して浮腫を生じやすくなります．さらに人工心肺が全身性の炎症反応を引き起こし，血液凝固にも大きく影響を及ぼします．
　また人工心肺離脱後も，すみやかに心機能が改善するとは限らず，場合によっては術前とは違う原因で心不全が惹起される可能性があります．これらの結果として，心臓外科手術は大量出血，大量輸液，大量輸血になりやすいことがあげられます（表1）．
飯野：リスクの高い手術になるのですね．
香取：そうです．人工心肺を使用した心臓外科手術は，出血量，輸血量の多い手術と考えられています．また人工心肺は回路を輸液で満たすのですが，これによって血液がかなり希釈されて凝固障害が生じることが考えられます．最近では，この人工心肺使用による希釈性の凝固障害が人工心肺離脱後の止血困難に大きく影響すると考えられています．
飯野：そうなると出血しやすくなるということですね．そのような心臓外科手術の輸液管理は，どのようにしたらよいのでしょうか．
香取：まず，心不全があることが前提となるので，単時間での大量輸液は避けなければいけません．そして，輸液を必要最低限として，循環作動薬をうまく組合わせることで，循環を維持するようにします．
　また，収縮障害，拡張障害をもつ症例では，中心静脈圧や肺動脈楔入圧のような静的指標のみでは，至適輸液量の評価は困難です．ですから，前回，説明した動的指標も組合わせた輸液管理が望ましいといえます．
飯野：利尿薬は使いますか．
香取：利尿薬を一番使用するのが人工心肺中です．人工心肺中は，多量の晶質液，人工膠質液，場合によってはアルブミンや赤血球の投与を行いますので，人工心肺離脱時の水分バランスを調整するために利尿薬を人工心肺回路中に投与するのが一般的です．

2 心臓外科手術中のモニタリング

飯野：それでは，至適輸液量を評価するために，手術中はどのようなモニタリングをすればよいですか．
香取：心臓外科手術中のモニタリングは，まず循環系のモニターとして，心電図，動脈血酸素飽和度，動脈圧を用います．ここまでは一般的な指標です．
　それに加えて，中心静脈圧，肺動脈圧を用います．肺

表1　心臓外科手術の特徴

- 心不全症例が多いこと
- 心不全の原因が多様であること
- 手術侵襲だけではなく，人工心肺の使用などによって，浮腫を生じやすいこと
- 人工心肺の使用によって全身性炎症反応が起こり，血液凝固が大きく変化すること
- 人工心肺離脱後，すみやかに心機能が改善するとは限らない
- 大量出血・大量輸液・大量輸血になりやすいこと

提供：香取信之先生

動脈圧は，肺動脈カテーテルを使用したときのみに用います．最近では，動脈圧から直接，心拍出量を測定できるモニターもありますので，心拍出量（CO），1回心拍出量係数（Stroke Volume Index：SVI），1回心拍出量変動（Stroke Volume Variation：SVV）といったパラメータもよく用います．また，酸素需給バランスを評価する目的で，中心静脈血酸素飽和度（$ScvO_2$），または混合静脈血酸素飽和度（SvO_2）もモニタリングします．最近では，このような血液のモニターだけでなく，心臓の形態学的なモニターを行う経食道心エコー（TEE）も用いることが一般的です．全例ではないと思われますが施設によっては，組織の酸素需給バランスを評価する目的で，脳組織酸素飽和度（NIRS）をモニターする場合もあります．

飯野：凝固系はどのような指標があるのでしょうか．

香取：凝固系の指標としては，ヘパリンの効果をモニターする目的で，活性凝固時間（ACT）が一般的です．それに加えて，必要時にプロトロンビン時間（PT），活性化部分トロンボプラスチン時間（APTT），そして最近では，心臓外科手術の出血にはフィブリノゲン濃度の低下が大きく影響しているという考えが広まっているので，フィブリノゲン濃度の測定も必要になります．さらに，全血を使用し，その凝固過程での弾性粘弾度変化を測定する，ROTEM®やTEG®といったモニターが使われている施設もあります（図1）．これらのモニターを使うことで心臓外科手術の患者さんの出血量を減らし，輸血量も低下させるといわれています．

飯野：手術中にフィブリノゲンが低下するのは，どのような場合があるのでしょうか．

香取：最も低下しやすいのは，人工心肺中です．先ほどお話ししたように人工心肺回路中の輸液による血液の希釈が大きく影響します．人工心肺中，ヘパリンを使用して凝固しないようにしますが，ヘパリンを使っていてもトロンビンの活性がどんどん上がることが明らかになっています[1]．

トロンビンの活性が上がると，フィブリノゲンはフィブリンへと変化してしまいますので，人工心肺中はフィブリノゲンの濃度が大きく低下してしまいます．

3 心臓外科手術における目標指向型輸液療法

飯野：心臓外科手術で，目標指向型輸液療法（goal-directed fluid therapy）をすると，どのようなやり方になりますか．

香取：心臓外科手術における目標指向型輸液療法の研究があります[2]．この研究では，人工心肺を用いた心臓外科手術100例を，術中および術後ICU入室後の輸液管理において，動的指標に基づく目標指向型輸液施行群（SG群）と，動脈圧・中心静脈圧を指標とする輸液施行群（CG群）の2群にそれぞれ50例を無作為に割り付けて，輸液投与量，水分出納，術後合併症，術後ICU在室時間などを比較・検討しています．SG群では，最適化GEDI（心臓拡張終期容量係数）に到達，またはSVV（1回心拍出量変動）≦10％を満たすまで，ELWI（肺血管外水分量係数），CI（心係数）を観察しながら容量負荷（輸液投与）が行われています．CG群では，MAP（平均動脈圧）が65 mmHg以下でCVP（中心静脈圧）が8 mmHg以下の場合は，MAPが65 mmHg，またはCVPが8 mmHgを超えるまで輸液を投与します．それでもMAPが65 mmHg以下が続く場合は，カテコラミンが投与されています．

飯野：どのような結果になりましたか．

香取：まず，輸液量については，麻酔導入からICU退室までの晶質液総投与量において両群に差はありませんでしたが，膠質液投与量は，術中・ICU在室期間・総投与量ともにCG群に比べてSG群で有意に多かった（p＜0.001）と報告されています（図2）．そして，予後について，ICU在室時間と在院日数を比較すると，ICU在室時間は，SG群の方が有意に短かった（p＝0.018）と報告されています（図3）．

飯野：動的指標を用いた目的指向型輸液療法の方が，ICUの在室時間が短くなるということですね．

香取：はい．ただし，動的指標は主に，輸液の反応性をみるのに有効であるといわれていますが，それだけで心不全の患者さん，心臓外科手術の患者さんを管理することは非常に困難ですので，動的指標，静的指標，双方を評価しながら治療を行います．その際には，輸液だけでは

循環系モニター	1. 心電図 2. 動脈血酸素飽和度 3. 動脈圧，中心静脈圧，肺動脈圧 4. 心拍出量，SVI，SVV 5. 静脈血酸素飽和度（$ScvO_2$，SvO_2） 6. 経食道心エコー（TEE） 7. 脳組織酸素飽和度（NIRS）
凝固系モニター	1. 活性凝固時間（ACT） 2. PT，APTT，フィブリノゲン濃度 3. ROTEM®，TEG®

図1　心臓外科術中のモニタリング
提供：香取信之先生

輸液投与量 麻酔導入からICU退室までの晶質液総投与量は，両群に差はなかったが，膠質液投与量については，術中・ICU在室期間・総投与量ともに，CG群に比べてSG群で有意に多かった（p<0.001）．

ICU在室時間 SG群はCG群よりも予め設定されたICU退室基準に早く到達し，ICU在室時間が有意に短かった（P=0.018）．

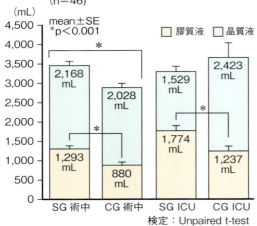

図2 心臓外科手術における目標指向型輸液療法（輸液量の比較）[2]

図3 心臓外科手術における目標指向型輸液療法（ICU在室時間の比較）[2]

なく，強心薬や利尿薬，血管拡張薬といった様々な薬剤を用いた複合的な治療が必要であるといえます．

4 人工心肺中に生じる凝固因子の変化

飯野：心臓外科手術で特徴的な血液の凝固能の変化について教えてください．

香取：心臓外科手術において，凝固因子が低下して，出血傾向，止血困難になることは従来からよく知られています．人工心肺時間が長ければ長いほど凝固因子の消費も多くなるので，止血が困難になる傾向にあります．

　人工心肺中に生じる凝固因子の変化に一番大きく影響するのは，人工心肺回路の充填液です．アルブミンを使用する施設，HES製剤を使用する施設，それぞれありますが，当院では晶質液に適宜コロイドを混ぜたものを充填液に使用します．さらに人工心肺中は，心臓を止めるための心筋保護液が投与されます．また，手術中の術野での出血は吸引によって回収して人工心肺装置に戻しますが，残念ながら，これがすべて回収できるわけではありません．そうすると，人工心肺回路中の血液がだんだん減ってきますので，その容量不足に対しては，通常は晶質液やHES製剤，アルブミンなどが投与されます．これらの投与によってヘモグロビン濃度が下がってきた場合は，赤血球製剤が投与されます．しかし，一般的には新鮮凍結血漿（FFP）のような凝固因子の補充は行われませんので，人工心肺中，凝固因子はどんどん希釈されていきます．

　そこに，消費による凝固因子の低下も生じますので，人工心肺離脱時にはなかなか止血ができない状態に陥りやすいのです（図4）．

飯野：最近のアルブミンの使用法はどうでしょうか．

香取：心臓外科手術においても，徐々にアルブミンの使用は減ってきています．

　私自身，心臓外科手術の最中にアルブミンを使うのは，稀になってきました．HES製剤を主に使用していますが，その使用も過剰になると血液凝固に関して少し注意が必要です．

飯野：HES製剤あるいはアルブミンが凝固に影響する原因は何でしょうか．

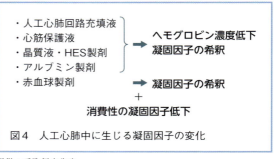

図4 人工心肺中に生じる凝固因子の変化

提供：香取信之先生

香取：一番大きな原因としては，第Ⅷ因子とvon Willebrand Factorです．von Willebrand Factorは，第Ⅷ因子安定化のキャリア蛋白として働いていますが，HES製剤とアルブミンはvon Willebrand Factorからの第Ⅷ因子の遊離を阻害するともいわれています．よってHES製剤だけではなく，アルブミンにも凝固能を下げてしまう可能性があると思います．

飯野：このような凝固障害を防ぐにはどうしたらよいですか．

香取：まずは，HES製剤の単時間での大量投与は避けるべきと考えます．また，人工心肺離脱後の循環の不安定に対して，仮に膠質液が必要であると判断した場合も，その時点ではかなり凝固障害が進んでいるので，HES製剤に依存した循環管理は避けるべきです．

ここでは，凝固能の回復と循環血液量の維持を両立できるFFPが適応になると思います．図5は血液を希釈した場合に，それを回復させるためにどのような製剤が効果的であるかを検討した海外の研究です[3]．患者血液を30％希釈した検体を使用しています．30％希釈しても，Clotting time（トロンビン産生能）は大きく変化はありません．ここに，プロトロンビン複合体製剤（PCC），またはリコンビナントの活性化第Ⅶ因子製剤：rFⅦa（国内適用外）を加えるとトロンビン産生能が改善します．一方で，こういった特殊な製剤だけではなく，実は血小板もトロンビン産生能を改善させてくれます．最近のcell-based modelといわれる，体外での血液凝固の機序によると，トロンビンの産生は，活性化した血小板の膜の表面で最も効率的に生じるといわれていますので，血小板の投与は，単に一次血栓の形成だけではなくて，その後に続くトロンビンの産生能も改善してくれるということがいえます．

また，止血血栓の強度という点で，最も効果的だったのが，乾燥フィブリノゲンの投与です（図5）．やはり，止血血栓の形成においては，凝固の最終基質であるフィブリノゲンが非常に重要な役割を果たしますので，このフィブリノゲンをいかに効率的に補充してあげるかで止血血栓の強度が違ってきます．

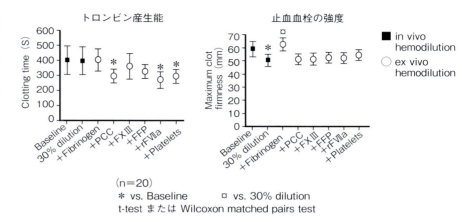

図5 血液希釈による凝固障害と補充療法[3]

表2 心臓外科手術の輸液

・短時間・大量の輸液は心不全の原因となる
・必要最小限の輸液と循環作動薬で循環動態を維持する
・収縮障害・拡張障害を有する症例では静的指標のみでは至適輸液の評価は困難
・動的指標も組合わせた輸液管理が望ましい
・輸液による希釈性凝固障害に注意する
・輸液と血液製剤を組合わせた管理で循環と凝固の両立を図る

提供：香取信之先生

飯野：HES製剤を投与した場合も，これらを入れた方がよいですか．

香取：HES製剤の場合は，フィブリノゲンの補充と，トロンビンの産生を促す凝固因子の補充かFFPが適応になると思います．日本では現在，フィブリノゲンのこのような使用に保険適用がありません．

飯野：心臓外科手術の輸液管理で大切なことは何でしょうか．

香取：心臓外科手術においては，輸液による希釈性凝固障害に注意しながら，輸液と血液製剤を組合わせた管理で循環と凝固の両立を図ることが大切です（表2）．

飯野：香取先生には，4回にわたり麻酔科で必要な輸液の知識を，輸液療法の変遷，目標指向型輸液療法，心機能低下時あるいは心臓外科手術における輸液管理まで解説していただきました．ありがとうございました．

―― 了 ――

文献
1) George J, et al. : Clin Chem. 1997；43（9）：1684-1696
2) Goepfert MS, et al. : Anesthesiology. 2013；119：824-836
3) Fenger-Eriksen C, et al. : J Thromb Haemost. 2009；7：1099-1105

※掲載している製品を使用する際は，各製品の添付文書をご確認ください．

Book Information

お待たせしました！シリーズ第1巻がついに改訂！

改訂版
ステップ ビヨンド レジデント
❶ 救急診療のキホン編　Part1

心肺蘇生や心電図，アルコール救急，
ポリファーマシーなどにモリモリ強くなる！

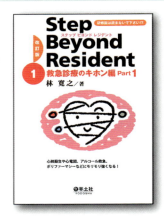

著／林　寛之（福井大学医学部附属病院総合診療部）

□ 定価（本体 4,500円＋税）　□ B5判　□ 400頁　□ ISBN 978-4-7581-1821-7

- 研修医指導虎の巻，シリーズ第1巻が全面改稿・超大幅ボリュームアップで帰ってきました！
- 心肺蘇生や心電図，ポリファーマシーなど救急で必ずおさえておきたい知識を解説！
- 最新の世界標準のエビデンスが満載で，ワンランク上を目指すポストレジデント必携の一冊！

目次

1章　気道を制するものは，救急を制す！	6章　酒の一滴は血の一滴？ 〜アルコール救急の pitfall 〜
2章　Step Beyond BLS & ACLS	7章　知って得する薬の御法度
3章　ECG アップグレード	8章　高齢者虐待，児童虐待，DV 〜虐待のエキスパートになる〜
4章　救急室の困ったチャン	9章　ER での悲しい出来事 Grieving in ER
5章　うそか誠か？とかくこの世は，騙し騙され…	

シリーズ既刊

❷ 救急で必ず出合う疾患編
□ 定価（本体 4,300円＋税）　□ B5判
□ 238頁　□ ISBN978-4-7581-0607-8

❺ 外傷・外科診療のツボ編 Part2
□ 定価（本体 4,300円＋税）　□ B5判
□ 220頁　□ ISBN978-4-7581-0653-5

❸ 外傷・外科診療のツボ編
□ 定価（本体 4,300円＋税）　□ B5判
□ 214頁　□ ISBN978-4-7581-0608-5

❻ 救急で必ず出合う疾患編 Part3
□ 定価（本体 4,300円＋税）　□ B5判
□ 222頁　□ ISBN978-4-7581-0698-6

❹ 救急で必ず出合う疾患編 Part2
□ 定価（本体 4,300円＋税）　□ B5判
□ 222頁　□ ISBN978-4-7581-0645-0

❼ 救急診療のキホン編 Part2
□ 定価（本体 4,300円＋税）　□ B5判
□ 248頁　□ ISBN978-4-7581-1750-0

発行　羊土社 YODOSHA
〒101-0052　東京都千代田区神田小川町2-5-1　TEL 03(5282)1211　FAX 03(5282)1212
E-mail： eigyo@yodosha.co.jp
URL： www.yodosha.co.jp/

ご注文は最寄りの書店，または小社営業部まで

ステップ ビヨンド レジデント
Step Beyond Resident
第174回

研修医は読まないで下さい！？　研修医はこの稿を読んではいけません．ここは研修医を脱皮？した医師が，研修医を指導するときの参考のために読むコーナーです．研修医が読んじゃうと上級医が困るでしょ！

たかが発熱，されど発熱 Part2
〜咽頭炎，ナメンナヨ〜

福井大学医学部附属病院救急科・総合診療部　林　寛之

抗菌薬はここぞというときに

　咽頭炎と言えば，A群β溶血性連鎖球菌（溶連菌）が一番人気？ここぞとばかりに懐刀の抗菌薬を堂々と処方できる．昔は熱があったら抗菌薬，風邪でも抗菌薬，治りが悪ければ抗菌薬，猫も杓子も抗菌薬，お腹がすいたら抗菌薬…ンなアホな．菌交代現象，耐性菌の出現，アナフィラキシー等の副作用を恐れもせず，なんでもかんでも抗菌薬って具合に乱発したもんだ．最近は世界的にも Choosing Wisely campaign などという大宣伝をもって，風邪に抗菌薬を出すなぁってことになったわけ．

　昔，感染症学不毛の時代には，こんな恐ろしい話が横行したとか，しないとか…「風邪にはまぁ，最初はペニシリンか第1世代セフェム系抗菌薬を3日分出しておくんだよ，そうするとまだ治らないって言ってくるから，そこで第3世代セフェム系抗菌薬を出すともう2日くらいで治っちゃうんだぜ」…いやいや，そもそも風邪に抗菌薬出さないし…振り返ってみると勝手に3〜5日で治るただの上気道炎だったんじゃないのってことがわかる．昔の診断学，こと感染症に関しては抗菌薬選択はどんだけぇ〜！いい加減だったことか…抗菌薬っていうだけで最後の切り札って感じがするから，こんな大事なもの本当に必要なときを選んで処方できるようになりたいね．アリを殺すのにバズーカ砲使いますかってなもんだ．そこら中焼け野原になっちゃうよ…抗菌薬は副作用だって重篤なものがあるんだ．ここぞというときにきちんと処方したいね．

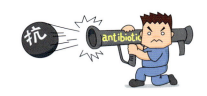

患者B　4歳　男児　　　　　　　　　　　　　　　　　　　　　　　　　　　咽頭炎

　熱発を主訴に患児Bが救急外来に連れられてきた．診察した研修医Kが，上級医Tにコンサルトした．

研修医K　「風邪でいいと思うんですけど．母親が抗菌薬欲しいって言って引かないんですよねぇ．風邪は抗菌薬いらないと思うんですけど」

上級医T　「どうして風邪だと思ったの？」

研修医K　「まぁ，元気そうですし…熱発くらいですし…身体所見も項部硬直もないですし，大した所見ないんですよ」

上級医T　「（またこのパターンか…）症状は？」

研修医K　「のどが痛いらしいんですけど，まぁ，元気そうですし…」

上級医T 「ところで風邪ってどんな症状だっけ？ 鼻水や咳があるんだよね」
研修医K 「あ…聞いてきます…」

こりゃだめだと思った上級医Tは一緒に診察をしようと自ら出向いた．鼻水も咳嗽もなし．のどは真っ赤に腫れた見事な扁桃炎だった．溶連菌迅速検査陽性で，母親の希望の通り抗菌薬を処方することになった．よくよく話を聞くと保育園で溶連菌が流行っているらしい．胸をホッとなでおろす上級医Tであった．

研修医K

「(すがすがしく，爽やかに) いや，子どもが嫌がるんで，あまり奥までのどを見られていませんでした」

…この馬鹿チン！

溶連菌のTips & Pitfalls…今は懐かしCentorクライテリア

敵の住所がしっかりしているときは，細菌感染も疑おう〔連載第173回（2018年2月号）参照〕．患児Bのようにのどだけに敵がいるとわかったら，やはり溶連菌感染を疑うべし．細菌であれば，Group A *Streptococcus* (GAS) が原因となることが多い（咽頭炎の診察で口をアー "Aaaa"って開けるから，Group Aと覚えよう）．Group Bは，産道感染から新生児が髄膜炎になる原因菌の1つだ（Babyの"B"と覚えよう）．これでGroup AかBかで悩まなくなったね！

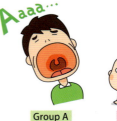

Group A　Group B

でもGASが咽頭炎の原因であるのは，小児で15〜30％，成人で5〜10％程度しかなく，多くは5〜15歳であり，咽頭炎のほとんどはやはりウイルスが原因なんだ．オッタマゲ〜！（荻野目洋子のダンシング・ヒーロー調で：大阪府立登美丘高校のダンス部はすごかったなぁ）敵がのどだけといっても，本当に抗菌薬が必要かどうか真面目に考えたいものだ．

GASであればのどに住所がしっかりしているので，鼻水は基本出ない．緑色の鼻水はただの白血球の死骸であって，別に細菌感染という意味ではなく，ウイルスが原因である方が20〜200倍多い．「青っ洟が出てるから抗菌薬出しておきますね」という言い訳まがいな診療はNGだよ．GASでは咳嗽も基本出ない．鼻水や咳があったら咽頭炎が主体でもウイルスが原因のことが圧倒的に多い．

Centorクライテリア（表1）が世に出てもう37年以上経過している（Med Decis Making, 1：239-246, 1981）．前頸部リンパ節は咽頭のリンパの流れを反映しており，腫脹していればのどが悪いということ．反対に後頸部リンパ節は全身のリンパ節の代表なので，住所不定のウイルス感染では後頸部も腋窩も鼠径部もリンパ節は腫脹してくるのだ．だからEBウイルスでは1cm以上の後頸部リンパ節がパンパンに触知できるでしょ．

前頸部リンパ節は曲者で，胸鎖乳突筋の裏側に隠れてそんなに簡単に触れるものではない．「エーッ」とそこで声をあげた人，慌てない慌てない．検者は胸鎖乳突筋の前から筋肉の裏側

表1　modified Centor クライテリア

	Centor	modified Centor
38.5℃以上の発熱	1点	1点
咳嗽なし	1点	1点
前頸部有痛性リンパ節腫脹	1点	1点
扁桃の白苔や浸出液	1点	1点
年齢3〜14歳		1点
年齢≧45歳		−1点
	0点　LR 0.16 1点　LR 0.3 2点　LR 0.75 3点　LR 2.1 4点　LR 6.3	−1〜0点　LR 0.05 1点　LR 0.52 2点　LR 0.95 3点　LR 2.5 4〜5点　LR 4.9

LR：Likelihood ratio

もう満点でも抗菌薬は出さないよ

を触るように触診しないといけない．そこで患者が「痛い」と言ったら，それは前頸部リンパ節が腫脹しているのだと判定すればいい．**後頸部リンパ節は触れば大きさがわかるけど，前頸部リンパ節は痛みを確認して腫れていると判断するんだよ**．トリビア♪

　Centorクライテリアは発症3日以内の例に適応するが，全く年齢を考慮していない．子どもの方がGASの合併症が出やすいため，年齢を考慮したmodified Centorクライテリア（McIsaac scores）が登場した（表1）．−1〜1点なら抗菌薬不要，2〜3点なら溶連菌迅速検査を行い，4点以上なら抗菌薬投与すればいい…と昔はなっていたが…そうは問屋が卸さない，ではなく感染症屋が許さない．Centorクライテリアが4点満点だとLR 6.3だからそのまま抗菌薬を処方してもよさそうなものだけど，陽性的中率は40〜60％という．当たるも八卦，当たらぬも八卦．明日の雨の予報は50％なので，傘をもっていきましょう，いや傘はいらないです，と言われても困るよねぇ．RoggenらはCentorなんてダメダメよと報告している．

　アメリカ感染症学会の2012年のガイドラインでは**modified Centorクライテリアが4点以上でもほぼ半数はウイルス感染なので，さらに溶連菌迅速検査を推奨している**（図）．溶連菌迅速検査が陽性なら抗菌薬を使うが，陰性なら大人の場合抗菌薬なしで経過をみる（迅速検査が偽陰性でたとえ溶連菌であっても多くは自然に治るから）．小児は大人と比べリウマチ熱等の合併症を起こしやすいため，確認検査として咽頭培養も行い，培養が陽性なら抗菌薬を使う．咽頭培養の結果が出るまで1〜2日かかるが，その程度の遅れは問題にならないという．

　しかしイタリアのガイドラインでは溶連菌迅速検査の感度，特異度ともに十分高く，小児であっても咽頭培養の確認検査は推奨しないとしている．これは2つの研究で，溶連菌迅速検査が陰性で咽頭培養した場合，陽性になるのはたったの2％と0.04％であったという報告から，お金と時間の無駄と判断している（Eur J Pediatr, 163：281-282, 2004／Pediatr Emerg Care, 25：748-750, 2009）．

　とはいえ溶連菌迅速検査の感度は75.5％，特異度92.8％でイマイチなんだ（Pediatr Infect Dis J, 21：922-926, 2002）．4人に1人はGASでもひっかからないってこと．咽頭培養は感

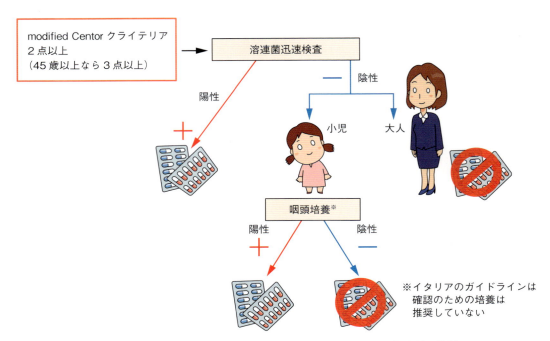

図　アメリカ感染症学会ガイドライン（2012年）での咽頭炎診断の推奨

度92.6％，特異度97.1％でより信頼性が高いから，小児では大事なんだ．**検体は両側の扁桃および後咽頭の3カ所から綿棒でしっかり拭う**（これが下手だと陽性率が下がる）わけだが，口蓋垂などほかの部位に触らないように注意しよう（JAMA, 284：2912-2918, 2000）．

「いつ抗菌薬を処方するか」は議論の余地が多いところなんだよね．McIsaacらは，溶連菌迅速検査や培養を行わないと，modified Centorクライテリアだけでは無駄な抗菌薬使用を減らすことはできないと言っている．一方，Littleらは臨床診断だけで治療開始をする場合と，溶連菌迅速検査を併用した場合を比較して，溶連菌迅速検査を追加したところで臨床上特に有利であった点など認めないと言っている…（-_-;)ケケケ．外来が非常に混む場合，臨床診断の方が早く患者を診ることができるからねぇ．

咽頭炎のTips

- 前頸部リンパ節 → 咽頭のリンパの流れを反映．胸鎖乳突筋前縁から触診し，痛みがあれば腫脹あり（触知しにくいので，実際には大きさは判定不可能）
- 後頸部リンパ節 → 全身のリンパの流れを反映（ウイルス感染など）．胸鎖乳突筋の後ろで1 cm大のリンパ節を触知すれば腫脹あり
- Centorクライテリアは感度イマイチ → 満点でも結局溶連菌迅速検査を
- 小児の場合，溶連菌迅速検査が陰性なら，咽頭培養で確認検査を（でも咽頭培養で陽性になるのはたったの0.04〜2％…トホホ）

表2　Fever PAIN スコア

Fever	24時間以内の発熱
Purulence	扁桃の膿
Attend rapidly under 3 days	発症3日以内
Inflamed tonsils	真っ赤な扁桃
No cough or coryza	咳嗽なし，鼻水なし

各項目各1点
0〜1点　溶連菌13〜18％ → 抗菌薬不要
2〜3点　溶連菌34〜40％ → お守り抗菌薬（3日しても治らなければ抗菌薬内服）
4〜5点　溶連菌62〜65％ → **症状強ければすぐに抗菌薬**，またはお守り抗菌薬
　　　　　　　　　　　　　　（2日で治らなければ抗菌薬内服）
お守り抗菌薬：抗菌薬の処方を受けるが内服しないで様子をみる．症状持続，または悪化
　　　　　　　したら内服する．

Centor クライテリア vs Fever PAIN スコア…Centor はもう古い？

　咽頭所見の決め手は白苔と思われているが，**白苔があったからといって細菌感染とはいえない**．だってEBウイルスなんてコッテージチーズを塗ったように美しい白苔がベタッとつくではないか．ヘルペス（歯肉炎が強い）だって，サイトメガロウイルスだって…なぁるほど，これらはみんな**ヘルペスウイルス科に属するウイルスなんだよねぇ**．また，アデノウイルスだって白苔がつく．もっともアデノなら結膜炎（1/3〜1/2に出現）が有名だよね．HIVだって白苔がつくし，カンファランスでなかなか治らない白苔を伴う患者としてよく出てくるではないか．プロの小児科医は視診で鑑別ができちゃうというからスゴイ．
　その他エコーやコクサッキー，インフルエンザ（軟口蓋の濾胞が特徴的）も咽頭炎を起こすし，白血病やワンサンアンギーナ（Vincent's angina），ジフテリア…あぁ頭が痛い．インフルエンザはなかなか根性のあるウイルスなので，扁桃を破壊して細菌の重感染を起こしてくるからいやらしい．
　Centor クライテリアの扁桃のexudate（浸出液）ってなんじゃらほいと思ったあなた，私と同じ感性をしている．確かに白苔は認めるが，まるで冷蔵庫の奥にしまった苺にポツポツと小汚いカビが出てきてしまったように，小汚い白苔が真っ赤になった扁桃に点在するのがGASでは特徴的．美しい大きな白苔がペットリついていたらむしろEBウイルスか，食べ残しのクリームチーズかも（嘘）．溶連菌ではむしろ白苔がなく，ひたすら真っ赤なだけのこともよくある．そう，**本当に大事なのは真っ赤に燃えた〜♪扁桃の色**なのだ．軟口蓋やのどチンコ（口蓋垂）まで赤くなり，まるでお日様が昇ってくるような赤さ（sun rise）を見つける方がよほど役に立つ．軟口蓋の出血斑まで出ることがある．そう，溶連菌では白苔云々よりも赤みが大事なのだ．
　Centor クライテリアの欠点を補ったのが"Fever PAIN"スコア（表2）．扁桃の赤みを重視したスコアリングであり，咳のみならず鼻水もない（当たり前だけど）ことをきちんと入れ込んできた．イギリスのプライマリ・ケア医向けのガイドラインではもはやCentor クライテリアは使わず，Fever PAIN スコアを推奨している．**Fever PAIN スコアのAUC**（area under the blood concentration time curve）**は0.71〜0.74で，Centor クライテリアのAUC は0.65〜**

0.72なんだもの（BMJ, 347：f5806, 2013）．もっともFever PAINスコアが4〜5点であっても，本当に溶連菌である確率は62〜65％なんだけどね．

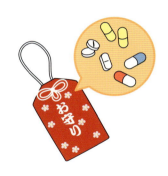

そもそも溶連菌は抗菌薬を使わなくても7日で治るし，**痛みも抗菌薬使用でたった16時間短くなるだけ**．だから「お守りとして抗菌薬を処方はするものの，まずは抗菌薬なしで様子をみましょう，治らなかったり悪化するなら抗菌薬を内服しましょう（Fever PAINスコアが2〜3点なら3日の様子見，4〜5点なら2日の様子見）」としている点が興味深い．抗菌薬をお守りとして持ってるだけで，なんとなく安心するんだよねぇ．**そうすると抗菌薬内服が1/3も減ったという**．でもこれってリウマチ熱の発生頻度が少ない先進国ではいえるけど，昔は日本にもリウマチ熱はたくさんあったので，途上国でこのルールを適応することはできないよねぇ．

本当にのどだけなら溶連菌なの？…伝染性単核球症を見逃すな

溶連菌も保菌者の問題があるので，迅速検査の判定も実は結構微妙なときがある．溶連菌迅速検査の感度は75.5％，特異度92.8％で，Group A溶連菌であっても見逃す可能性もある．またこの検査ではGroup CやG溶連菌はひっかけられない．Group CやGも咽頭炎を起こすものの，合併症をきたさないといわれているので，「ま，いいか」となる気分はわかるが，のどが真っ赤で典型的なら，抗菌薬を処方したくなるよねぇ…確かによく効くんだ，これが．

前述したようにヘルペスウイルス科のウイルスは白苔を伴う咽頭炎・扁桃炎を起こすことがある．ウイルス感染なので，後頸部リンパ節腫脹が出て，肝機能障害を伴いやすい．

伝染性単核球症（infectious mononucleosis：IM）はEBウイルスの専売特許みたいなものだが，ほかにもCMV（サイトメガロウイルス）などEBウイルス以外のヘルペスウイルス科のウイルスでも起こりうるし，HIVやA型・B型肝炎，はたまたトキソプラズマでもIMにはなりうる．CMVは年齢が高く（平均29歳），咽頭所見軽微，リンパ節腫脹（13〜17％），肝機能障害軽度，脾腫は少ない…となんともはや不明熱みたいな形で受診してくることが多い．

発熱＋咽頭痛＋後頸部リンパ節腫脹がEBウイルスによる伝染性単核球症の3徴で，Hoagland'sクライテリアでは**リンパ球が30％以上，異形リンパ球が10％以上となる**（感度はたった50％だけどね）．10歳代に多く，潜伏期は4〜8週で小児期に不顕性感染を起こしていることが多い．唾液を介して移るため，"kissing disease"といわれ，温室育ちの人間が思春期や成人になってIMになると，「お前，誰かとキスしただろぉ〜」と冷やかすにはおもしろいネタになる疾患である．しかしEBウイルスのそんなエビデンス（J Infect Dis, 207：80-88, 2013）なんてクソくらえ！必ずしもキスとは関係ない．断じて関係ない…と信じたい．そんないい思いができたらうれしい限りだってばさ（私がIMになったとき，さんざん冷やかされたが，何の浮いた話もなかったもの）．EBウイルスは主にB細胞に感染し，咽頭やリンパ節で増殖するんだ．

EBウイルスによるIMでは，咽頭痛（98％），発熱（98％），リンパ節腫脹（98％），扁桃腫大（98％），咽頭炎（85％），喉頭蓋の点状出血（50％）などを呈する．肝機能障害や脾腫も起こる．両上眼瞼の浮腫を認めることがあり（Hoagland sign），これはほかのウイルスや

表3　EBウイルス血清学的診断

	VCA-IgM	VCA-IgG	EBNA
初感染	(＋)	(＋) (－)	(－)
受診早すぎ	(－)	(＋)	(－)
既感染	(－)	(＋)	(＋)

溶連菌との鑑別になる（Emerg Med J, 31：561, 2014）．30歳以上だと**慢性疲労症候群**の一因にもなりうる．まれなところで，血小板減少症，溶血性貧血，心筋炎，神経学的異常（多発性硬化症は100％EB感染あり），脳神経麻痺，髄膜炎，単神経炎，上気道閉塞，脾破裂，**血球貪食症候群**，Burkittリンパ腫などさまざまな合併症を起こす．あぁ，ゲップ…．

L/W ratio（リンパ球数/WBC数比）＞0.35とリンパ球優位になるのがIMの特徴で，溶連菌との鑑別に役立つ（感度90％，特異度100％：Arch Otolaryngol Head Neck Surg, 133：61-64, 2007）．Gold standardは血清学的診断（表3）．

ただし，**IMの30％に溶連菌感染を合併する**ので，溶連菌迅速検査はしておく方がいい．溶連菌迅速検査が陽性だからと喜んで**アモキシシリンを処方すると，EBウイルスでは全身に薬疹が出てしまう**．発疹の跡が残ってしまうこともあるから，抗菌薬はマクロライド系などにしておく必要がある．この副作用有名だけど，アモキシシリンで起こることが圧倒的に多いんだ（95％）．第1世代のセフェムも避けた方がいいというが，薬疹は40〜60％程度．

GASナメンナヨ！

GASはよくある疾患であるが，多彩な合併症を呈することがある（表4）．抗菌薬の主な目的は，リウマチ熱の予防ともいえる．糸球体腎炎の予防はできないし，膿瘍形成も抗菌薬の投与ではその発生頻度をおさえることはできない．トキシックショック様症候群は現代医療をあざ笑うかのようになすすべもないことも多い．

いつ抗菌薬処方するの？ 今でしょ…ではないでしょ

咽頭炎なんて実は抗菌薬を使わなくても多く（82％）は7日で治ってしまうself-limitedな疾患である．**イギリスのガイドラインでは患者に病状経過の予想を伝えるべしとしている**（表5）．肺炎を除き，上下気道感染のよくある疾患はしっかり押さえておこう．ただCRPの値で気管支炎への抗菌薬投与を決める手法は，イギリスのガイドラインといえど，ちょっと同意しかねるねぇ．時期を遅らせて少し様子をみてから抗菌薬を使う「お守り抗菌薬」がところどころにあっておもしろい．ちょっと我慢して気が向いたら使って…気が向いたら電話して…みたいな二股かけた八方美人みたいな態度だなぁ…ン？

溶連菌感染の合併症予防目的で抗菌薬を使っても，そもそも扁桃周囲膿瘍が稀であり，抗菌薬を使うことで4,000人に1人の扁桃周囲膿瘍が予防できるだけ（NNT 4,000）．中耳炎予防のNNTは25〜200．副鼻腔炎の予防のNNTは∞（無限大），つまり予防効果はなし．リウマチ熱も，予防のために抗菌薬を1,000万回処方することで，4人発症するところ（もともと稀）

表4　GAS感染に伴う合併症

猩紅熱
抗菌薬を即行で使うべし．発熱12～24時間後に，**サンドペーパー様皮疹**（scarlatiniform rash ザラザラした点状紅斑，日焼け様皮疹）が，まず腋窩や鼠径部に出現（しわのように見える：Pastia's sign）し，体幹に広がる．鼻翼や口の周り（**口囲蒼白**）や掌蹠には発疹は出ない．**苺舌**（最初白苔がつくが1～2日でとれて苺舌になる）も出現し，川崎病との鑑別が重要（**GASでは掌蹠や結膜は発疹が出ない**）．3～4日で解熱し，落屑状となる．SPE-B（streptococcal pyrogenic exotoxin B）が原因．合併症として，化膿性疾患（肺炎，髄膜炎，敗血症など）や非化膿性疾患（リウマチ熱，急性糸球体腎炎）などがある．

急性溶連菌感染後糸球体腎炎
免疫複合体の沈着が原因であり，抗菌薬では予防できない．

リウマチ熱
発展途上国ではまだあるものの，先進国ではほぼなくなった．抗菌薬の乱発って悪いことだけじゃなかったのかも…．ちゃんとエコーもして，Jonesクライテリアを確認しよう．

膿瘍形成
扁桃周囲膿瘍，咽後膿瘍，口腔底膿瘍（Ludwig angina），Lemierre症候群（感染性血栓性頸静脈炎）など．溶連菌による咽頭炎から膿瘍形成に至る例は稀で，膿瘍になる人は最初から膿瘍ではじまる．抗菌薬による予防効果は疑問視されている．

反応性関節炎
溶連菌でも反応性関節炎を起こす（一般にはサルモネラ，赤痢，キャンピロバクター，エルシニア，クラミジアによるものが多い）．**反応性関節炎は咽頭炎後7～10日後に発症し，リウマチ熱の関節炎が咽頭炎後10～28日後に発症してくるのと違う**．反応性関節炎は大小関節や脊椎に起こり，持続性である（リウマチ熱の関節炎は主に大関節に起こり，一過性で移動する）．NSAIDsの効果は低い（リウマチ熱の関節炎はNSAIDsがよく効く）．リウマチ熱と違い稀だが，心筋炎の合併症予防のための抗菌薬を1年間投与する．ぇぇ～！マジっすか？

トキシックショック様症候群 （toxic-shock like syndrome：TSLS，streptococcal toxic-shock syndrome：STSS）
トキシックショック症候群といえば黄色ブドウ球菌の専売特許だが，溶連菌も同様な症状（TSLS）を呈することがあり（劇症型A群連鎖球菌感染症），**人食いバクテリア**と呼ばれた．四肢の壊死性筋膜炎をきたして数時間で死亡することもある．T細胞が賦活されサイトカインが大量に放出されてしまう．劇症分娩型はより急速進行で怖い．

抗菌薬による予防のNNTは？
予防効果は限定的…トホホ

扁桃周囲膿瘍
NNT 4,000

中耳炎
NNT 25～200

副鼻腔炎
NNT ∞

リウマチ熱
NNT 5,000,000

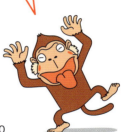
抗菌薬乱発するのは
サル以下だぜぃ，ウッキー！

表5　イギリスのガイドラインにおける病状経過予想

	治癒予想期間	抗菌薬投与は慎重に
咽頭炎・扁桃炎	1週間	☑ 82％は1週間で自然治癒 ☑ Fever PAINスコアに合わせてお守り抗菌薬 ☑ 抗菌薬の扁桃周囲膿瘍予防NNT＞4,000，中耳炎予防NNT 25〜200
中耳炎	4日間	☑ 60％は24時間で自然に治る．抗菌薬で2日早く痛みが治る（NNT 15）．乳突蜂巣炎予防（NNT＞4,000） ☑ **抗菌薬処方 → 2〜3日ルール**（3日以上続くとき），2歳以下で両側中耳炎（NNT 4），中耳炎スコア＞8点，耳漏（NNT 3）
感冒	1.5週間	☑ 抗菌薬を処方するのは阿呆かサルだ
急性副鼻腔炎	2.5週間	☑ 90〜98％はウイルス ☑ 元気なら最初の10日は抗菌薬は使わない．抗菌薬は症状が7〜15日続いているときに有用（NNT 7〜20．超急性期や長期には有用性はない） ☑ **抗菌薬処方 → 10日ルール**（10日以上続くとき），症状が強い（≧39℃，片側顔面痛，膿性鼻汁≧3日），**二峰性経過**（風邪が一度治ったと思ったら膿性鼻汁が出てきた）
気管支炎	3週間	☑ 気管支炎のほとんどがウイルス（胸部X線で肺炎除外） ☑ 抗菌薬処方 → お守り抗菌薬（7日以上続けば考慮可），80歳以上で1年以内に入院歴あり，免疫不全（糖尿病，うっ血性心不全，神経疾患，65歳以上で複数合併症あり） ☑ CRP＜2 mg/dL＋症状＞24時間 → 抗菌薬なし 　CRP 2〜10 mg/dL → お守り抗菌薬 　CRP＞10 mg/dL → 抗菌薬

を，2人にできるだけ（NNT 500万）．それに**抗菌薬を使っても16時間早く治るだけ**…一方，重篤なアレルギー反応は24,000例/1,000万処方もあり，この数字は看過できない．だから通常GAS感染ではあわてて抗菌薬を処方する必要はない．4日待ってからの処方でもいいんだよ．でも自己中なEBM（"experience biased" medicine）では，やっぱり抗菌薬は効く印象だけどなぁ….

 治療はどうする…

1）抗菌薬…DU薬は出さないで

ちなみに抗生物質と抗菌薬の違いって何でしょう？抗生物質とは青カビなど微生物由来の化学物質をさし，抗菌薬は人工合成の化学物質も含む広い意味なのだ．だから何なのよ…って？すみません．大したトリビアじゃなかったですねぇ．

GASで抗菌薬を使うならアモキシシリンを10日間が標準的治療．3日で熱が下がってくるが，しっかりと10日間のまないと合併症予防にはならないので，その旨を患者にしつこいくらい説明しよう．アメリカ感染症学会のガイドラインでは，**アモキシシリン50 mg/kg（最大量1,000 mg）を1日1回投与**でいいとしている．アレ？ペニシリン系抗菌薬は時間依存性だから1日3〜4回に分けなくていいの？って思ってしまうよね．でも1日1回の内服でも非劣性が認められているんだ．または25 mg/kg（最大量500 mg）を1日2回となっている．

ペニシリンアレルギーやIM合併の疑いがあれば，第1世代セフェム系10日間，クリンダマイシン10日間，アジスロマイシン5日間が推奨される（日本の保険診療ではアジスロマイシン5日間の選択はないけどね）．

忽那賢志先生（国立国際医療研究センター 国際感染症センター）はセクシー男優と共に性行為感染症予防などの啓発活動にいそしむ優秀な感染症のエキスパートだが，忽那先生が提唱しているDU薬（だいたいウンコ＝DU薬という）は経口第3世代セフェム系抗菌薬．忽那先生が一般向けの雑誌でもDU薬として紹介しているのが実におもしろい．DU薬の多くは体に吸収されずにウンコになって出ていくだけ（無関係の腸内細菌は虐殺しちゃう）．歯科領域ではペニシリンやクリンダマイシンで十分カバーできるので，DU薬を歯科で使う必要はありませんと忽那先生は啓発している．GASを疑って第3世代セフェム系抗菌薬（○▲◆◎×や◇□★ッ◎▽，×※■▼など）を処方するのは…ちょっとあまり考えてないというのがばれてしまうような…．セフジニル（セフゾン®）は第3世代だが，5日間投与でアモキシシリン10日間投与と比べ，GASの除菌率は変わりなしという報告もある〔Clin Pediatr (Phila), 42：663-671, 2003〕．

2）そのほかの治療

痛み止めはアセトアミノフェンまたはイブプロフェン推奨．エビデンスとしてはNSAIDsの方がアセトアミノフェンよりも痛みや発熱に有効．アスピリンは合併症としてReye症候群があるため，小児には使ってはいけない．患者が抗菌薬を欲しいと来院しても，よく話をしてみると，痛み止めという意味で抗菌薬を欲しいと言っていることが多い（Ann Fam Med, 4：494-499, 2006）．抗菌薬は本来痛み止めじゃないんだけどね．

ステロイドは特に合併症を増やすことなく，咽頭痛軽減作用は少しある（BMJ, 358：j3887, 2017／Ann Fam Med, 8：58-63, 2010）が，ガイドラインでは推奨されていない．

のど飴や医療用トローチ〔SPトローチ（デカリニウム塩化物），オラドール®トローチ（ドミフェン臭化物）など2時間ごと，1日6回程度〕，イソジン®ガーグル（ポピドンヨード含嗽液）は使いたい人はどうぞ…って感じ．

抗菌薬はどうする？
- GASを疑ったらアモキシシリン10日間
- ペニシリンが使えなければ，マクロライド系，クリンダマイシン，第1世代セフェム系を
- DU薬は使わない

Check! WEB

1) GOV. UK：Managing common infections：guidance for primary care.
   https://www.gov.uk/government/publications/managing-common-infections-guidance-for-primary-care

   ↑必見必読WEB．よくある感染症の今の標準的治療を覚えておこう．これをしっかり覚えたうえで，臨床のさじ加減を考えるべし．ガイドラインは金科玉条絶対正義ではない．でも知らないで自己流は患者さんに迷惑なだけだ．

Check! 文献

1) Fine AM, et al：Large-scale validation of the Centor and McIsaac scores to predict group A streptococcal pharyngitis. Arch Intern Med, 172：847-852, 2012

   ↑3歳以上の206,870人の咽頭痛患者を対象にした研究．溶連菌迅速検査で陽性になったものは15歳以上では23％（Centorクライテリア0点→7％，1点→12％，2点→21％，3点→38％，4点→57％），3〜15歳では27％（modified Centorクライテリア0点→8％，1点→14％，2点→23％，3点→37％，4点→55％）．Centorクライテリアもmodified Centorクライテリアも同等でしたと報告．

2) Kalra MG, et al：Common Questions About Streptococcal Pharyngitis. Am Fam Physician, 94：24-31, 2016

   ↑必読文献．よくまとまっている．

3) Roggen I, et al：Centor criteria in children in a paediatric emergency department：for what it is worth. BMJ Open, 3：pii：e002712, 2013

   ↑2〜16歳の2,118人の小児でCentorクライテリアのGAS感染診断の有用性について研究．Centorクライテリアが3点以上でも乳幼児ではLR 0.67，学童期以降ではLR 1.37．この数字って全く役に立たないっていう意味？これはCentor先生面目丸つぶれでかわいそう…と思いきや，Centor先生ご自身が，あまり役に立たないんだよねと言っていたとか．いい人だなぁ．

4) Little P, et al：Predictors of suppurative complications for acute sore throat in primary care：prospective clinical cohort study. BMJ, 347：f6867, 201

   ↑必読文献．14,610人の咽頭炎患者で合併症発症に関して研究．合併症発症率はたったの1.3％．扁桃の高度発赤（オッズ比1.92）と高度耳痛（オッズ比3.02）が合併症発症に関与していたが，合併症発症患者の70％にはどちらの症状もなかった．CentorクライテリアもFever PAINスコアも合併症発症予測には有用ではなかった．

5) McIsaac WJ, et al：Empirical validation of guidelines for the management of pharyngitis in children and adults. JAMA, 291：1587-1595, 2004

   ↑3〜69歳の787人を対象に溶連菌診断について研究．小児では溶連菌迅速検査の特異度は85.8％，培養が100％，大人ではそれぞれ76.7％と100％であった．小児ではmodified Centorクライテリア＋培養の特異度は90.3％，培養のみの特異度は100％であった．大人ではmodified Centorクライテリアの特異度はたったの43.8％で，培養のみは100％であった．抗菌薬処方の頻度は，溶連菌迅速検査を使った場合24.7％であったが，modified Centorクライテリアの3〜4点を指標にすると45.7％と跳ね上がった．溶連菌迅速検査と培養のみが無駄な抗菌薬使用を減らすことに寄与したが，modified Centorクライテリアでは抗菌薬はあまり減らすことができなかった．

6) Shulman ST, et al：Clinical practice guideline for the diagnosis and management of group A streptococcal pharyngitis：2012 update by the Infectious Diseases Society of America. Clin Infect Dis, 55：1279-1282, 2012

   ↑必読文献．アメリカ感染症学会のこだわりを読もう．

7) Chiappini E, et al：Management of acute pharyngitis in children：summary of the Italian National Institute of Health guidelines. Clin Ther, 34：1442-1458, 2012

↑必読文献．推奨が非常に読みやすいイタリアのガイドライン．臨床所見だけで細菌感染だと判断するのは無理．Centorクライテリアなどのスコアリングシステムは推奨せず，溶連菌迅速検査を推奨している．培養検査もつばを拾わないように，しっかり両側扁桃と後咽頭を上手な人が擦るべし．溶連菌迅速検査も綿棒で1カ所だけこするのではダメ．イタリアのガイドラインでは小児であっても溶連菌迅速検査が陰性なら咽頭培養は不要としている．お国変われば，ヘェヘェヘェ．

8) Little P, et al：Clinical score and rapid antigen detection test to guide antibiotic use for sore throats；randomised controlled trial of PRISM (primary care streptococcal management). BMJ, 347：f5806, 2013

↑必読文献．臨床診断と溶連菌迅速検査併用の場合を比較検討．AUCはFever PAINが0.71〜0.74，Centorクライテリアが0.65〜0.72と，Fever PAINの圧勝．

9) Harris AM, et al：Appropriate Antibiotic Use for Acute Respiratory Tract Infection in Adults：Advice for High-Value Care From the American College of Physicians and the Centers for Disease Control and Prevention. Ann Intern Med, 164：425-434, 2016

↑必読文献．臨床最前線で戦うためにはこれくらいは知っておこう．風邪，気管支炎，副鼻腔炎，咽頭炎などの基本のキ．

10) Cohen JF, et al：Selective testing strategies for diagnosing group A streptococcal infection in children with pharyngitis: a systematic review and prospective multicentre external validation study. CMAJ, 187：23-32, 2015

↑8つの臨床判断スコアを比較検討．臨床判断段階的検査（低リスクは抗菌薬なし，中等度リスクは迅速検査で治療方針決定，高リスクは迅速検査なしで経験則的治療開始）での感度は66〜94％，特異度は40〜88％であった．感度，特異度ともに85％以上にするには臨床判断スコアに頼らず，溶連菌迅速検査をした方がいい．

11) Ganti L & Ballinger BL：How Accurate Is Rapid Antigen Testing for Group A Streptococcus in Children With Pharyngitis？ Ann Emerg Med, pii：S0196-0644 (17) 30918-6, 2017 [Epub ahead of print]

↑20歳以下を対象にした15の研究をシステムレビュー．咽頭培養をgold standardとしたとき，溶連菌迅速検査の感度は82.7〜89.2％，特異度は91.5〜96.6％．米国の乳幼児の溶連菌罹患率は24％，学童期以降は37％とすると，溶連菌迅速検査の陽性尤度比は16.5，陰性尤度比は0.15と結構よく，見逃すのは5％程度．したがって溶連菌迅速検査が陰性なら，とりあえず抗菌薬は処方せずに，咽頭培養の結果を待てばよい．

12) Shaikh N, et al：Accuracy and precision of the signs and symptoms of streptococcal pharyngitis in children：a systematic review. J Pediatr, 160：487-493, 2012

↑53の文献をシステムレビュー．やはりCentorクライテリアを組み合わせたとしても症状だけでは溶連菌感染予想は難しい．

13) Uziel Y, et al：Post-streptococcal reactive arthritis in children: a distinct entity from acute rheumatic fever. Pediatr Rheumatol Online J, 9：32, 2011

↑溶連菌感染後の反応性関節炎とリウマチ熱の似たようで異なる点を解説．まだ議論の余地があるけどね．

14) Lennon P, et al：Infectious mononucleosis. BMJ, 350：h1825, 2015

↑必読文献．伝染性単核球症のreview．

15) Hayward GN, et al：Effect of Oral Dexamethasone Without Immediate Antibiotics vs Placebo on Acute Sore Throat in Adults：A Randomized Clinical Trial. JAMA, 317：1535-1543, 2017
   ↑咽頭炎でデキサメタゾン10 mg単回投与をしたところ，24時間後にはデキサメタゾンの優位性は認めなかったが，48時間後にはデキサメタゾン投与群の方が痛みが引いていた（35.4％ vs 27.1％）．これは抗菌薬の有無とは無関係だった．統計学的には48時間後に有意差ありかもしれないが，たった8.3％の差しかないんだよねぇ．フッ…．

16) Aertgeerts B, et al：Corticosteroids for sore throat：a clinical practice guideline. BMJ, 358：j4090, 2017
   ↑システムレビュー．ステロイド単回投与で，咽頭痛は1日早くよくなる．咽頭痛でのステロイド投与は非常に弱いエビデンスがある．

17) Spinks A, et al：Antibiotics for sore throat. Cochrane Database Syst Rev, 11：CD000023, 2013
   ↑抗菌薬使用により咽頭痛と発熱は3日目に半分に減る．リウマチ熱は1カ月後に2/3以上の発生を抑える（RR 0.27）というが，先進国では発生頻度が少なくて正確に把握するのは困難．14日以内の中耳炎発症予防 RR 0.30，14日以内の副鼻腔炎予防 RR 0.48，2カ月後の扁桃周囲膿瘍予防 RR 0.15．咽頭培養で溶連菌陽性の場合，抗菌薬内服で3日目の症状改善 RR 0.58（培養陰性では RR 0.78）．抗菌薬内服で16時間早く症状がとれるだけ．Cochraneはこのあたりのエビデンスをたくさん出しているので，関連文献もチェックしてはいかが？

18) Spurling GK, et al：Delayed antibiotic prescriptions for respiratory infections. Cochrane Database Syst Rev, 9：CD004417, 2017
   ↑お守り抗菌薬処方は悪くないかも．

19) Yoon YK, et al：Guidelines for the Antibiotic Use in Adults with Acute Upper Respiratory Tract Infections. Infect Chemother, 49：326-352, 2017
   ↑これはお隣り韓国のガイドライン．エビデンスがよくまとめられています．modified Centorクライテリアを使用して，溶連菌迅速検査を推奨しているが，迅速検査ができなければmodified Centorクライテリアで抗菌薬を処方していいとのこと．Fever PAINには言及していないのがちと寂しい．

20) Gewitz MH, et al：Revision of the Jones Criteria for the diagnosis of acute rheumatic fever in the era of Doppler echocardiography：a scientific statement from the American Heart Association. Circulation, 131：1806-1818, 2015
   ↑**必読文献**．先進国では急性リウマチ熱は稀．溶連菌感染後の心筋炎（50％～70％）や関節炎（35％～66％）は要注意．Jonesクライテリアもリスクの低い国とそうでない国では基準が異なるんだよね．急性期には弁膜症（僧帽弁，大動脈）の形態学的変化を認めなくても，ドップラーで逆流を認める潜在性心筋炎（subclinical carditis）をエコーで見つける時代になったのだ．

No way！アソー！モジモジ君の言い訳

~そんな言い訳聞き苦しいよ！
No more excuse！No way！アソー（Ass hole）！

×「子どもが嫌がってのどが見えなかったんです」
→のどを見なくて診断ができるはずがない．オエッとする瞬間にでもしっかりのどを見ましょう．むしろ息を吸ってもらうと咽頭の観察はしやすいよ．

×「のどにすごく白苔がついていたので…」
→ こんなきれいな白苔ならEBウイルスを考えよう．ホラ，後頸部リンパ節が腫れて，リンパ球優位で，肝機能も悪いじゃないか？ アレ，その処方箋，まさかのアモキシシリンが書いてあるけど，薬疹出ちゃうからすぐに薬変更ぉぉぉ！

×「Centorクライテリアでは…」
→ できればFever PAINをチェックするようにしよう．でも結局は溶連菌迅速検査をしないとわかんないんだよねぇ…．

×「先生，川崎病かなぁって思うんですが，苺舌と不定形発疹があって…」
→ いやいや手の掌，足の裏，口の周り，結膜は大丈夫じゃないか．これは猩紅熱だよ．

林　寛之（Hiroyuki Hayashi）：福井大学医学部附属病院救急科・総合診療部

ステップビヨンドレジデント①の改訂では，毎夜命を削って，編集者の首をキリンさんにして，やっとできあがりました．皆さん，楽しんでいただけましたでしょうか？ 初版から10年も経つと，読まないといけない論文が山ほど…（ノД`)シクシク…．コラムのギャグを考えるのが一番時間がかかっているって言ったの誰だぁ！…ホントだけど．どうか誰かSBR②の改訂手伝ってぇ…．

1986	自治医科大学卒業	日本救急医学会専門医・指導医
1991	トロント総合病院救急部臨床研修	日本プライマリ・ケア連合学会認定指導医
1993	福井県医務薬務課所属　僻地医療	日本外傷学会専門医
1997	福井県立病院ER	American College of Emergency Physicians
2011	現職	Licentiate of Medical Council of Canada

★後期研修医大募集中！ 気軽に見学にどうぞ！ Facebook⇒福井大学救急部・総合診療部

Book Information

レジデントノート増刊 Vol.19 No.14
主治医力がさらにアップする！
入院患者管理パーフェクト　Part2
症候対応、手技・エコー、栄養・リハ、退院調整、
病棟の仕事術など、超必須の31項目！

編集／石丸裕康，森川　暢

☐ 定価（本体 4,700円＋税）　☐ B5判　☐ 228頁　☐ ISBN978-4-7581-1597-1

● 入院患者に生じる"主疾患以外"の問題に幅広く対応できる！
● 遷延する発熱，腰痛，挿管チューブ管理，退院・転院の判断と調整…など，病棟管理に必須の内容が盛り沢山！

大好評号の第2弾！ 入院患者を受け持つなら必須の1冊！

発行　羊土社

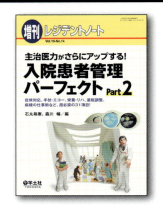

Book Information

臨床に役立つ！病理診断のキホン教えます

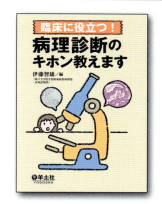

編集／伊藤智雄

☐ 定価(本体 3,700円+税)　☐ A5判　☐ 211頁　☐ ISBN978-4-7581-1812-5

- 「良性」「悪性」はどうしてわかる？病理医は何をみているの？
- ケーススタディで病理診断のプロセスを実感！
- 「免疫染色リスト」や「専門用語」が病理レポートを読むのに役立つ

病理が苦手な人も「病理の基本的なみかた」がよくわかる！

亀田流 驚くほどよくわかる呼吸器診療マニュアル

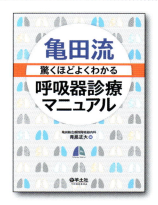

編集／青島正大

☐ 定価(本体 5,500円+税)　☐ B5判　☐ 343頁　☐ ISBN978-4-7581-1770-8

- 疾患の概要，診断，検査を簡潔に解説！
- 現場ですぐに活かせる治療法がわかる！
- 診療の流れが一目でわかる"診療のフローチャート"つき！

"亀田流の診療のコツ"教えます！

● Gノートバックナンバー ●　2016年4月号　Vol.3 No.3

再考！脂質異常症の診療
患者さんのアウトカムを重視して全方位から見直す

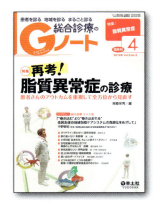

編集／南郷栄秀

☐ 定価(本体 2,500円+税)　☐ B5判　☐ 184頁　☐ ISBN978-4-7581-2313-6

- 脂質異常症を「とりあえず」で治療していませんか？各国の診療ガイドラインや最新のエビデンスを元に，検査・薬の選択，生活改善のポイントなど，今知っておきたい知識・考え方を総まとめ！いつもの診療を見直そう！

糖尿病薬・インスリン治療の基本が身につく，入門的な実践書！

発行　羊土社 YODOSHA
〒101-0052　東京都千代田区神田小川町2-5-1　TEL 03(5282)1211　FAX 03(5282)1212
E-mail：eigyo@yodosha.co.jp
URL：www.yodosha.co.jp/

ご注文は最寄りの書店，または小社営業部まで

Book Information

MRIに強くなるための原理の基本 やさしく、深く教えます

近刊
2月下旬発行予定

物理オンチでも大丈夫。撮像・読影の基本から最新技術まで

著/山下康行(熊本大学大学院生命科学研究部 放射線診断学分野)

□ 予価(本体 3,600円+税)　□ A5判　□ 約160頁　□ ISBN978-4-7581-1186-7

- 難しい理屈は最小限にし、豊富なイラストでやさしく解説
- MRIのしくみ、読影の基本、撮像法の使い分けなどモヤモヤしていたことが腑に落ちる!

MRIの原理を知って撮像・読影に強くなるための入門書

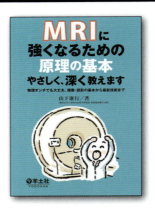

救急・ICUの体液管理に強くなる

病態生理から理解する輸液、利尿薬、循環作動薬の考え方、使い方

編集/小林修三、土井研人

□ 定価(本体 4,600円+税)　□ B5判　□ 367頁　□ ISBN978-4-7581-1777-7

- 病態ごとの解説が充実!病態生理から具体的な処方例までしっかり解説!
- 輸液のほか、利尿薬や循環作動薬の解説も充実!病態による使い分けがわかり、呼吸・循環を中心とした全身管理に役立つ!

病態ごとの解説が充実.輸液の根拠がよくわかる!

バイタルサインからの臨床診断 改訂版

豊富な症例演習で、病態を見抜く力がつく!

監修/宮城征四郎　著/入江聰五郎

□ 定価(本体 3,900円+税)　□ B5判　□ 197頁　□ ISBN978-4-7581-1806-4

- バイタルサインは病態へ通じる…6つのバイタルをどう読み解き、何をすべきかを丁寧に解説した好評書が改訂!
- 20の症例をもとに、現場に即した考え方が身につきます

レジデント必読!　6つの数値で病態に迫る!

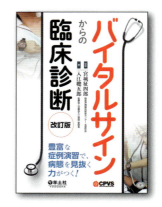

発行　羊土社 YODOSHA
〒101-0052　東京都千代田区神田小川町2-5-1　TEL 03(5282)1211　FAX 03(5282)1212
E-mail:eigyo@yodosha.co.jp
URL:www.yodosha.co.jp/

ご注文は最寄りの書店、または小社営業部まで

対岸の火事 他山の石
研修医が知って得する日常診療のツボ

中島 伸

他人の失敗を「対岸の火事」と笑い飛ばすもよし，「他山の石」と教訓にするのもよし．研修医時代は言うに及ばず，現在も臨床現場で悪戦苦闘している筆者が，自らの経験に基づいた日常診療のツボを語ります．

その198
ここに注意！研修医の外来診察

私は毎週木曜日に，総合診療科にローテーションで来ている研修医の外来診察の指導をしています．夜間休日の外来で大勢の救急患者さんを診療している研修医たちのことなので，さぞや日中の外来もうまくさばいてくれるのかと思いきや，案外スムーズにいきません．1年目のみならず2年目研修医であっても同じなので，夜間休日の救急と日中の外来との根本的な違いなのかもしれません．そこで，初期研修医たちに共通する問題点とその改善策を述べ，読者の皆さんの参考にしていただきたいと思います．

まずは患者さんのニーズを把握すること

例えば頭痛の患者さんが来院されたとしましょう．痛みに関することですから，当然のことながらOPQRSTなどに沿って系統的に病歴聴取を行うべきです．ちなみにOPQRSTとは，Onset（発症様式），Palliative/Provocative（寛解・増悪因子），Quality（痛みの性状），Region/Radiation（部位，放散），Severity（痛みの強さ），Time course（時間経過）で，この語呂合わせを使って病歴聴取を進めれば漏れのない聴き取りが可能となります．しかし，病歴聴取中にタイミングを図って，この患者さんのニーズが何かについても聴き取ってほしいところです．つまり，「頭が痛いので何とかしてほしい」というものなのか，「脳に悪い病気がないのか心配だ」というものなのか，あるいは両方なのか，それを知らなくてはなりません．もし前者であれば，どのように痛みをとるかがメインになります．後者に対しては，何よりも原因究明をすることが大切です．これらを飛ばして，全ての患者さんに対して同じような病歴聴取，同じような身体診察をしても患者さんは釈然としないままになってしまうでしょう．できるだけ相手のニーズを把握し，それに沿った対応をすべきであり，そうすると患者さんの満足度も高くなります．

次に患者さんの解釈モデルを尋ねること

これは前述の内容にも関連しますが，患者さんというものは「最近スポーツクラブに通い始めたからかも」とか，「1カ月前から飲み始めた薬のせいに違いない」とか，病気の原因についてあれこれ考えているものです．これを解釈モデルといいます．このようなことも病歴聴取のときに聴き出し，うまく答えを準備することが満足度の向上につながります．解釈モデルを聴き出す方法として，私は「頭痛の原因について何か心当たりはありますか？」という台詞を愛用しています．

もちろん最も大切なのは正しい診断であり，自分なりの型をもつことがその第1歩となる

ベテランの医師だと病歴聴取をしている間に何となく診断がついてしまうので，後は確認作業になります．しかし経験の少ない医師や，ベテランであっても不得意な分野だとそう簡単にはいきません．そのような場合，まず手始めに自分なりの型をもつとよいでしょう．よく3CといわれるCritical, Common, Curableという順に考えていくのが1つの方法です．

頭痛であれば，critical（重大な疾患）というのはくも膜下出血や化膿性髄膜炎，椎骨動脈解離などがそれにあたります．common（ありふれた疾患）は緊張型頭痛や片頭痛ですが，低髄液圧症や薬剤性頭痛も決して珍しくはありません．さらにcurableというのは文字通りに訳せば「治療可能」ということですが，実際は「正しく診断すれば治療手段があるが，時機を逸すると重症化したり治らなくなったり

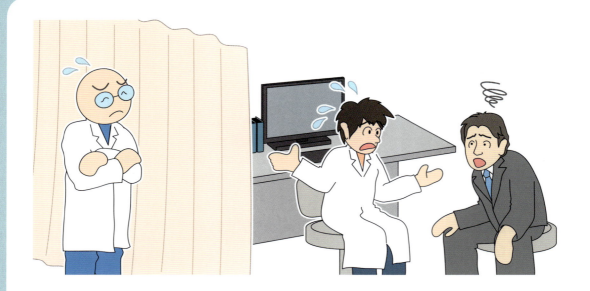

する」というニュアンスを含んでいるものと考えるべきです．criticalでないからといって油断は禁物です．慢性硬膜下血腫とか急性副鼻腔炎，緑内障発作などがcurableにあたるかと思います．患者さんの訴えるどのような症状に対しても，自分なりの診断手順，いわば型をもっておきましょう．

検査をしたら，結果の説明の前にその意義を述べよう

患者さんが胸痛を訴えて受診した場合，重大性からしても頻度からしても急性心筋梗塞の有無が最も大切です．それを判断するために，とりあえず心電図を撮るかと思います．問題はその説明です．

研修医「心電図は正常でした」
患者「そうですか」

このようなやりとりでは，患者さんは何のことやらわかりません．なぜ心電図を調べたのか，というところから入った方がいいですね．

研修医「胸が痛い場合，われわれが最も心配するのが急性心筋梗塞で，これは命にもかかわる重大な病気なんです」

患者「ええっ，そうなんですか！」
研修医「急性心筋梗塞かどうかを調べるために，何はともあれ心電図を調べさせていただきました」
患者「結果はどうだったんですか？」
研修医「正常でした」
患者「ああよかった！」

検査の意義と結果を述べることによって，患者さんにも理解しやすい説明が可能となります．

確率よりも見通しを述べる方がわかりやすい

私の経験では，追突事故の後で発生した低髄液圧症の場合，多くは1カ月，長くても3カ月で自然に治癒し，頭痛がなくなってしまいます．患者さんが知りたいのは何％の確率で治るとか治らないとかいう話よりも，治るとすればそれは1週間後か1カ月後か1年後か，という見通しの話です．医学的に正確な確率の話よりも，多くの人がこうなる，といった話の方が理解してもらいやすいですね．

フォローを入れて安心していただく

先の低髄液圧症の場合，「安静にしていれば1カ

月ほどで治ります．1カ月で治らない場合でも3カ月で治ります．では，お大事に」と言ってしまうと，患者さんとしては突き放されたように感じるのではないでしょうか．「おそらく1カ月で治ると思いますが，念のため，1カ月後に再度診察して確認しましょう」と言うと安心感をもっていただくことができます．ホントに1カ月で治るものなのかどうか，自分自身のフィードバックにもなって一石二鳥です．

　ということで，外来での患者さんとのやりとりで，研修医が見落としやすいポイントについて述べました．上で述べたことは数多くある注意点のごく一部ではありますが，これらを心掛けるだけでも一味も二味も違う外来診察が可能になるものと思います．ぜひお役に立ててください．

最後に1句

> 余裕なき　外来診察　そのさなか
> 　　小さな配慮が　大きな違い

中島　伸
（国立病院機構大阪医療センター脳神経外科・総合診療科）
著者自己紹介：1984年大阪大学卒業．
脳神経外科のほかに麻酔科，放射線科，救急などを経験しました．

Book Information

胸部X線・CTの読み方 やさしくやさしく教えます！

著／中島　啓
□ 定価（本体 3,600円＋税）　□ A5判　□ 237頁　□ ISBN978-4-7581-1185-0

- 「読影手順は？」「どこに異常があるの？」「所見の正しい表現は？」など読影の基本の悩みを解決！
- 手順と解剖をふまえた簡潔・丁寧な解説で，所見と鑑別が面白いほどわかる！

今までにない丁寧な解説で，画像がどんどん読みたくなる！

発行　羊土社

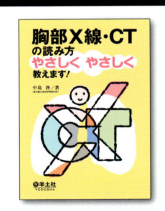

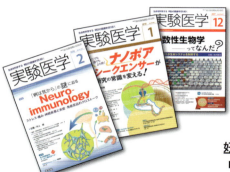
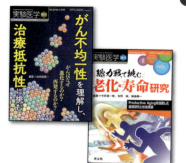

シリーズ 総合診療はおもしろい！
〜若手医師・学生による活動レポート

監修：一般社団法人日本プライマリ・ケア連合学会
医学生・若手医師支援委員会
吉本　尚，杉谷真季，三浦太郎

vol.54 専門医部会フォーラム

藤谷直明（日本プライマリ・ケア連合学会専門医部会若手医師部門，大分大学医学部附属病院総合診療・総合内科学講座）

専門医部会フォーラム

　2025年ごろの医療はどうなっているでしょうか？ 少子高齢化が進み，疾患構造が変化します．医療は治療だけでなく，治療後はどう生活するのか，どこまで治療するのか，患者さんの背景や地域資源なども考えなければならなくなります．そのような時代背景もあり，患者さんの病気だけでなく，価値観，背景も踏まえて，患者さんに合う医療を考えられる総合診療が新専門医制度で，新たな基本専門領域となりました．しかし，まだまだ総合診療は十分に普及しているとは言い難く，住民や他科の医師，他職種と連携して時代の変化に耐えうる医療体制をつくるためには，総合診療医がどんなもので，どう役に立つかを知ってもらい，協働していく必要があります．

　そこで2017年の専門医部会フォーラムは「総合診療医のコンピテンシー（注1）をどう伝えるか」をテーマに開催されました．専門医部会フォーラムは日本プライマリ・ケア連合学会が主催し，家庭医療専門医を主な対象として年1回開催されています．テーマと同タイトルのメイン企画のほかに，がん診療，教育，研究，キャリア，ノンテクニカルスキルと専門医になってからさらにもう一歩進むための企画が用意されていました．メイン企画では，シンポジストがどうやって総合診療を伝え，連携してきたかが語られました．ここから私が学んだことは，①言葉だけでなく実践・実績が重要であること，②相手に合わせた情報を提供することです．①は言葉の通り，言葉以上に実際の仕事がみられており，そこで姿勢を示し続けることが重要です．②は伝える相手が住民なのか，学生なのか，他科の医師なのか，看護師なのか，事務長や院長なのかによって，興味のある情報は異なり，相手に合わせた情報提供を行う必要があります．これらの学びをもとに，私自身も現場で総合診療を伝え，よりよい医療を創っていきたいと思います．
（注1：コンピテンシーとはその業界で高い業績をあげる人

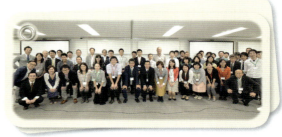

専門医部会フォーラム2017集合写真

に共通する行動特性のことであり，総合診療専門医にも習得すべき7つの資質・能力として定義されています）

新専門医制度にむけて

　いよいよ2018年度から新専門医制度が開始します．初期研修医の先生方は変化に巻き込まれ，不安な気持ちもあるのではないでしょうか．

　そんな折，専門医部会フォーラムにあわせて日本プライマリ・ケア連合学会の理事長らと若手家庭医療専攻医・専門医との意見交換会が開催され，私も若手の一人として参加してきました．若手の現状やニーズを伝えるとともに，専攻医の成長のためにいかに学会がサポートできるか，また制度の変化によって困る専攻医が生じる可能性について話し合いました．実際に学会が行っている専攻医のサポートとしては，少し上の先輩医師による学習支援や，研修に困った際の相談窓口などがあり，若手が企画運営に参加しているものも多くあります．年の近い若手も協力することで，総合診療の研修は毎年よりよいものになっていっていると感じています．

　質の高い総合診療医になるためには，各現場ごとだけでなく，地方単位，全国単位での学びの場やサポートが重要です．もちろん，われわれ，専門医部会若手医師部門も少し上の先輩として新たな専攻医をサポートしていきます．この道を皆さんと一緒に歩める日を楽しみにしております．

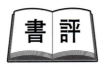

書評 BOOK REVIEW

必ずうまくいく！PICC
末梢挿入型中心静脈カテーテルの挿入テクニックから管理まで

監修／徳嶺譲芳（杏林大学医学部麻酔科学教室）
編集／金井理一郎（済生会横浜市東部病院集中治療科）
協力／一般社団法人医療安全全国共同行動
定価（本体3,800円＋税），B5判，133頁，羊土社

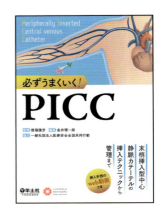

　末梢挿入型中心静脈カテーテル（PICC）の挿入手技及び管理についてわかりやすく，かつ詳細に記載されている本です．執筆者は，最先端技術をいち早く取り入れているさまざまな医療機関においてPICCを実際に挿入管理している，麻酔科学，集中治療科学，外科学，看護学，救命救急科学におけるエキスパートの先生方です．

　小泉俊三先生の推薦のお言葉にあるように，中心静脈路の確保は必須の診療手技ではありますが，ときに重篤な合併症を伴うものであったため，古典的PICCを含め，さまざまな工夫がこれまで行われてきました．そこで登場したのが，超音波ガイド下上腕PICCです．簡便さではなく安全性を重視した技術です．PICCの濫用が問題となっているアメリカでは，Choosing Wiselyキャンペーンの中でも，医療者や患者の利便性のための使用はすべきではないと取り上げられています．PICCの適応を理解し，安全に使用することが大切です．

　この本は，PICCの挿入テクニックから管理まで必ずうまくいくようなコンテンツが満載です．コア部分のコンテンツは，PICCの歴史，臨床的適応，実際に用いるカテーテルの種類，挿入前の準備，挿入の実際，挿入トレーニングの方法，合併症対策，感染防御，です．その他の項目として，MidlineカテーテルとE宅医療におけるPICCも取り上げられており，今後の応用として有望な領域までカバーされています．

　図や写真も豊富であり，大変わかりやすい内容となっています．重要ポイントについては，漫画イラスト入りの「覚えておこう！」の囲み文章で強調されています．また，メモ欄とコラム欄では，日常診療で疑問としてよく取り上げられる知識をわかりやすくレッスンしてくれています．そしてうれしいのが挿入手技の動画を視聴することができる特典が付いていることです．百聞は一見にしかず，です．本書を購入したらまずその動画を視聴してイメージをつかみ，読破するともう安全な最先端技術のエキスパートとなる一歩を踏み出せると思います．

（評者）徳田安春（群星沖縄臨床研修センター）

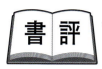

BOOK REVIEW

その患者・その症例にいちばん適切な使い方がわかる
ステロイド療法の極意

編／川合眞一（東邦大学 名誉教授／東邦大学医学部
炎症・疼痛制御学講座 教授）
定価（本体3,600円＋税），A5判，296頁，じほう

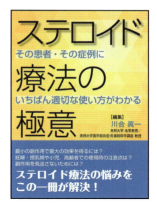

　薬剤を考えるうえで重要なポイントは効果と副作用のバランスである．理想的な薬剤は，効果が高く副作用が少ない薬剤になるが，ステロイドは，効果は高いが副作用も多い「諸刃の剣」的な薬剤といえるかもしれない．多くの医師にとって，ステロイドを適切に使用したことで劇的に病状の改善や寛解が得られたという経験がある一方，ステロイドの副作用に悩まされた経験もまた一度ではないのではないだろうか．

　「ロデオのように巧みに，ステロイドという荒れ馬を乗りこなしたい．」そういった臨床医の切実な思いや疑問に応えるため，第一線の専門家たちによって膨大な関連知識を一冊に凝縮したのが本書である．ステロイドを初めて使用する初学者から何度も使用経験のあるベテランまで，多くの医療従事者にとって必読の内容となっている．

　例えば，第2章の剤形別の特徴を改めて眺めながら，経口・注射・外用・吸入といったすべての経路から投与できる薬剤であることを再確認した．また，具体的な服薬指導のポイントなども記載されており，かゆいところに手が届く内容になっている．第3章では，疾患・病態別にみたステロイドの選び方・使い方として，多様な疾患へのステロイドの適用を解説している．個人的には，眼科，耳鼻科領域の局所ステロイドの適応のエビデンスや緩和ケア領域でのステロイド使用について言及されているのは興味深かった．そして，第5章では，見逃してはいけないステロイドの副作用と対処法と題して，多彩なステロイドの副作用について余すところなく記載されている．

　ステロイドは臨床と向き合ううえで必須の薬剤といっても過言ではないだろう．本書が多くの医療者にとって道標となることを願っている．

（評者）矢吹 拓（国立病院機構 栃木医療センター 内科医長）

お知らせ

第9回日本プライマリ・ケア連合学会 学術大会開催のご案内

【学会名】第9回日本プライマリ・ケア連合学会学術大会
【会　期】2018年6月16日（土）・17日（日）
【会　場】三重県総合文化センター，
　　　　　三重県総合博物館（MieMu）
【大会長】竹村洋典
　　　　　（三重大学大学院医学系研究科家庭医療学・医学部附属病院 総合診療科）
【テーマ】日本プライマリ・ケアの再出発
【ＵＲＬ】http://www.c-linkage.co.jp/jpca2018/

【参加登録】
早期：2018年1月10日（水）〜2月28日（水）
通常：2018年3月 1日（木）〜5月 7日（月）
http://www.c-linkage.co.jp/jpca2018/registration/

【問合せ先】
第9回日本プライマリ・ケア連合学会学術大会　運営事務局
株式会社コンベンションリンケージ内
〒460-0008　名古屋市中区栄3-32-20　朝日生命ビル
TEL：052-262-5070　FAX：052-262-5084
E-mail：jpca2018@c-linkage.co.jp

◆ 研修医募集広告掲載のご案内 ◆
「レジデントノート」を
初期・後期研修医募集にご利用下さい！

お陰様で大変多くの研修医・医学生の方にご愛読いただいている小誌は，人材募集のための媒体としても好評をいただき，

* 「レジデントノートに載せた広告で，良い人材を採用できた」
* 「募集についての問い合わせが増えた」

といった声を多数いただいております．

◆

広告サイズは，1/2ページ・1ページがございます．本誌前付・後付広告をご参照下さい．

なお，本誌に出稿していただくと，サービスとして小社のメール配信（メディカル ON-LINE）やホームページにも広告内容を掲載しますのでさらに効果的！

初期研修医・後期研修医の採用活動の本格化に備えぜひご検討下さい．

詳しくは下記までお気軽にお問合せ下さい
■TEL　：03-5282-1211　■FAX：03-5282-1212
■メール：ad-resi@yodosha.co.jp
■郵便　：〒101-0052 東京都千代田区神田小川町2-5-1
　　　　　株式会社 羊土社 営業部担当：菅野（かんの）

Book Information

レジデントノート別冊　　　　　　　　　　　　　発行 羊土社
研修医になったら 必ずこの手技を身につけてください。
消毒，注射，穿刺，気道管理，鎮静，エコーなどの方法を解剖とあわせて教えます

編集／上嶋浩順，森本康裕

● 研修医がまず身につけたい32の手技について，正しい方法や，現場の細やかなコツを具体的に解説

□定価（本体 3,800円＋税）　□B5判　□246頁　□ISBN978-4-7581-1808-8

レジデントノート Vol.19 No.2 増刊　　　　　　　発行 羊土社
診断力を超強化！ 症候からの内科診療
フローチャートで見える化した思考プロセスと治療方針

編集／徳田安春

● ベテラン医師が実践する"思考プロセス"がフローチャートですぐわかる！
● 病歴・身体所見の取り方や検査所見の見方，非専門医が行うべき治療も解説！

□定価（本体 4,700円＋税）　□B5判　□316頁　□ISBN978-4-7581-1585-8

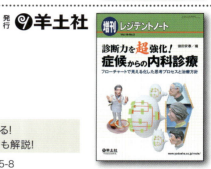

レジデントノート

プライマリケアと救急を中心とした総合誌

年間総目次
2017–2018　Vol.19–No.1～18

バックナンバーは全巻おそろいですか？
年間の内容を項目別にご紹介します

◆ 特 集 ◆

■ Vol.19-No.1 ・・・・・ 2017年4月号
特集：この"ひとこと"でがらりと変わる！ 医療面接のコツ

言葉は「手あて」の第一歩！ 病歴聴取の困りごとに上級医が答えます！

平島 修／編

特集にあたって		
〜言葉は「手あて」の第一歩〜 … 平島 修		20
病歴聴取の基本 ……………………… 平島 修		22
良好なコミュニケーションのコツ … 平島 修		26
私が答えます！ 医療面接の「どうすればいいの！？」		
① 忙しい救急外来, 効率のよい病歴聴取の方法を教えてください ……………… 原田 拓		30
② 複雑な病歴の場合, どの情報が重要なのか, 振り分けのコツを教えてください ……………………… 池垣俊吉, 片岡裕貴		36
③ 一生懸命説明したのに, 患者さんが全然理解できていません … 芥子文香, 高田史門		40
④ 認知症が疑われる患者さん, どうしたらいいんですか ……… 長野 光, 根本隆章		44
⑤ 意識障害の患者さんからの情報収集ができません… 菊池航紀, 田中孝正, 藤本卓司		49
⑥ 月経歴と性交歴の聴取が恥ずかしい！ ……………………………… 柴田綾子		54
⑦ プライバシーに配慮するべき内容のポイントと聴き方を教えてください ……… 河合裕美子		59
⑧ こっちが泣きたいよ！ すぐ泣いちゃう子どもの病歴聴取のコツ ……………………………… 児玉和彦		63
⑨ 患者さんの話を脱線させないためにはどうすればよいでしょうか？ ……………………… 木村衣里, 吉松由貴		70
⑩ 外国人を診るときはどうしたらよいのだろう？ ……………………………… 鎌田一宏		73
⑪ 海外渡航帰りの患者のポイントを教えてください ……………………… 片浪雄一, 忽那賢志		79
⑫ 患者さんを安心させる病状説明のしかたがわかりません ……………… 関根一朗		84
⑬ 初めてのDNAR確認, 落ち着いて聞く方法を教えてください ………………… 天野雅之		89

■ Vol.19-No.3 ・・・・・ 2017年5月号
特集：1から始める輸液 〜基本中の基本からおさえる！

現場ですぐに必要な知識を身につけ, 救急や病棟, 周術期でよくみる状況への対応がわかる！

森本康裕／編

特集にあたって ……………………… 森本康裕	486
【総論】 輸液のキホンのキ	
輸液はなぜ必要か？ ………………… 坪川恒久	488
どの輸液を使うか考えてみよう ……… 濱田 宏	496
輸液の調節をしてみよう …………… 森本康裕	505
【各論】 場面ごとの輸液の使い方	
救急での輸液の使い方 ……………… 河村宜克	510
病棟での輸液の使い方 ……………… 柴崎誠一	515
術前での輸液の使い方 ……………… 桜井康良	524
術中での輸液の使い方 ……………… 森本康裕	529
術後での輸液の使い方 ……………… 山本俊介	535

■ Vol.19-No.4 ・・・・・ 2017年6月号
特集：急変につながる危険なサインを見逃すな！

病棟コールへの動き方を教えます

坂本 壮／編

特集にあたって ……………………… 坂本 壮	616
「先生, 心停止です！」……………… 坂本 壮	619
「先生, 意識が悪そうです！」……… 鎌田一宏	626
「先生, 血圧が下がっています！」… 千嶋 巌	635
「先生, SpO₂が下がっています！」… 小松孝行	643
「先生, 脈がおかしいです！」 ……………………… 飯塚浩也, 森川 暢	652
「先生, 発熱しています！」………… 髙橋宏瑞	660
「先生, 痙攣しています！」………… 原田 拓	667
「先生, 不穏です！」………………… 吉田英人	677

■ Vol.19-No.6 ・・・・・ 2017年7月号
特集：尿検査を活用しよう

検体を正しく扱い, 色や尿沈渣などから情報を読み解き, より早く・正確な診療ができる！

高岸勝繁, 上田剛士／編

特集にあたって ……………………… 高岸勝繁	996
【総論】 尿検査の基礎知識 ………… 高岸勝繁	998
【総論】 小児における採尿指導のコツ … 児玉和彦	1006
早い, 安い, 簡単！！！ 三拍子そろったstrip test！ 〜尿定性検査のポイント ……………………… 吉川聡司, 上田剛士	1012
血尿・尿潜血を認める場合のアプローチ ……………………………… 近藤 猛	1025
膿尿・細菌尿の評価と尿路感染症へのアプローチ ……………………………… 林 健一	1037
蛋白尿へのアプローチ ……………… 栗山 明	1044
尿沈渣のポイント 〜円柱を中心に … 佐々木 彰	1051
尿生化学検査のポイント 〜計算式や解釈方法, 注意点 ……… 小嶌祐介	1059
【コラム】	
① 薬物・毒物を疑えば尿検査 ……… 上田剛士	1023
② 変形赤血球を深める ……………… 高岸勝繁	1035

年間総目次

■ Vol.19-No.7 ‥‥ 2017年8月号

特集：やさしく考える
抗血栓薬・止血薬
凝固・線溶の基本から、
病態ごとの使い分けまで

神田善伸／編

特集にあたって		
いざ、血栓のときがやってきた … 神田善伸	1148
まずは止血のメカニズムをおさらいしよう		
……………………………………… 大森　司	1150
多彩になった抗血栓薬の特徴と使い分け		
① 抗血小板薬の特徴と使い分け… 平野照之	1157
② 抗凝固薬の特徴と使い分け		
………………… 影山智己，三田村秀雄	1163
いつ、誰に、どれくらいの期間使えばいいの？		
① 深部静脈血栓症、肺血栓塞栓症		
………………………… 中谷　仁，山田典一	1172
② 播種性血管内凝固症候群		
………………………… 山田真也，朝倉英策	1178
③ 脳梗塞の一次予防と二次予防		
……………………………………… 﨑山快夫	1188
④急性冠症候群		
……………… 佐藤伸洋，下浜孝郎，阿古潤哉	1193
⑤心房細動の一次予防と二次予防		
………………………… 篠原正哉，池田隆徳	1199
こんなとき、どうする？		
① 周術期はどうする？……………… 江口　豊	1205
② 出血症状が出たときはどうする？		
……………………………………… 柏木浩和	1212
止血薬 気休め？ それとも本当に有効？		
……………………………………… 窓岩清治	1219

■ Vol.19-No.9 ‥‥ 2017年9月号

特集：Choosing Wiselyで考える
習慣的プラクティスのナゾ

北　和也／編

特集にあたって ………………… 北　和也	1560
【総論】Choosing Wiselyとは ……… 北　和也	1563
（超）高齢者のChoosing Wisely …… 西村正大	1570
小児のChoosing Wisely …………… 児玉和彦	1575
検診・健診のChoosing Wisely …… 松本真一	1582
生活習慣病マネジメントのChoosing Wisely		
………………………………………… 山本　祐	1589
救急領域のChoosing Wisely ……… 坂本　壮	1596
集中治療・クリティカルケア領域の		
Choosing Wisely ………………… 大野博司	1605
病棟業務のChoosing Wisely ……… 矢吹　拓	1612
感染症領域のChoosing Wisely … 羽田野義郎	1618
【コラム】		
① たかが医療費？ されど医療費！		
～CT撮影し過ぎること写メのごとし!?～		
……………………………………… 北　和也	1568
② 医学生がChoosing Wiselyキャンペーンに		
かかわる意義 …………………… 荘子万能	1625
③ 学生が実践するChoosing Wisely		
…………………………… 中原　舜，荘子万能	1627
〈特別座談会企画〉徳デントノー場にようこそ		
さまざまな年次から考えるChoosing Wiselyのリアル		
………… 荘子万能，徳田安春，栗原史帆，		
鷲森美希，野木一孝，北　和也	1629

■ Vol.19-No.10 ‥‥ 2017年10月号

特集：ERでの骨折・脱臼に
強くなる！
研修医でも見逃さない
「画像読影のポイント」、
研修医でもできる「外固定や脱臼整復」

田島康介／編

特集にあたって ………………… 田島康介	1716
ERにおける整形外傷治療の考え方 … 田島康介	1719
ERにおける四肢の外固定のコツ …… 高畑智嗣	1726
小児の骨折の読影のコツと治療 …… 岩部昌平	1735
高齢者骨折の読影のコツと治療 …… 粕川雄司	1744
上肢の脱臼の診断と整復 …………… 松村　昇	1752
下肢の脱臼の診断と整復 …………… 山田裕彦	1760
上肢の骨折の読影のコツと初期治療		
………………………… 熊谷寛明，太田英之	1767
下肢・骨盤の骨折の読影のコツと治療		
……………………………………… 吉田昌弘	1775
脊椎の骨折の読影のコツと治療		
………………… 岡田英次朗，西田光宏，手塚正樹	1783
【コラム】		
四肢コンパートメント症候群（筋区画症候群）を		
見逃すな！ ……………………… 田島康介	1781

■ Vol.19-No.12 ‥‥ 2017年11月号

特集：救急・ICUの
コモンな薬の使い方
昇圧薬、抗不整脈薬、利尿薬、鎮静薬…
よく使う薬の実践的な選び方や
調整・投与方法を教えます

志馬伸朗／編

特集にあたって		
～薬をかしこく使うには ………… 志馬伸朗	2078
心肺蘇生に使用する薬剤 ………… 大下慎一郎	2080
救急・ICUでよく使う鎮痛・鎮静・筋弛緩薬		
～自分の"いつもの"を作ろう …… 太田浩平	2085
救急・ICUでよく使う循環作動薬 …… 青景聡之	2093
救急・ICUでよく使う抗不整脈薬		
～頻脈性不整脈の診療アルゴリズム 西山　慶	2102
救急・ICUでよく使う利尿薬		
～フロセミドを中心に …… 大木伸吾，志馬伸朗	2110
救急・ICUでよく使う抗痙攣薬		
………………………… 山賀聡之，志馬伸朗	2117
救急・ICUでよく使う抗凝固薬・拮抗薬		
……………………………………… 小川　覚	2123
救急・ICUでのステロイドの使い方		
………………………… 石井潤貴，志馬伸朗	2131
救急・ICUで気管支喘息に用いる薬剤		
～超訳！喘息予防・管理ガイドライン2015の薬物療法		
……………………………………… 緒方嘉隆	2138
救急・ICUでよく使う消化器用薬 … 遠藤文司	2143

■ Vol.19-No.13 ‥‥ 2017年12月号

特集：一歩踏み出す脳卒中診療
患者さんの生命予後・機能予後を
よくするための
素早い診断・再発予防・病棟管理

立石洋平／編

特集にあたって ………………… 立石洋平	2226
どんなとき脳卒中を疑うか		
………………………… 岩崎優子，豊田一則	2228
救急外来での診察		
画像診断に進むまで ……………… 中島　誠	2234
虚血性脳血管障害の画像検査		
t-PA療法と血栓回収療法へ向けた評価		
……………………………………… 青木淳哉	2242

虚血性脳血管障害に対する再開通療法と
　急性期抗血栓療法 …… 森　興太, 北園孝成　2250
急性期から行う再発予測と予防
　　エコー検査を中心に ………… 上野祐司　2257
出血性脳血管障害（脳出血・くも膜下出血）への対応
　　　　　　　　　　　　　　　藤本隆史　2264
急性期の病棟管理 ……… 碓井　遼, 西山和利　2272
急性期のリハビリテーション
　　　　　　　　　　河村健太郎, 下堂薗　恵　2281

■ Vol.19-No.15 ‥‥ 2018年1月号
特　集：内視鏡所見の見かたがわかる！
　正常画像をしっかり理解して、
　「どこ」にある「どれくらい」の
　「どんな」病変か判断できる
　　　　　　　　　　　　　　　大圃　研／編

特集にあたって ………………… 大圃　研　2584
【総論】
画像を見る前の大原則！消化器内視鏡検査の基本
適応と禁忌，検査前に気をつけること
　　　　　　　　小川さや香, 中尾友美, 村元　喬　2587
上部消化管内視鏡の正常像
　　　　　　　　　　　中尾友美, 大圃　研　2593
下部消化管内視鏡の正常像
　　　　　　　　小川さや香, 村元　喬　2601
【各論】
食道の内視鏡所見の見かた
　　　　　　　　　　　中尾友美, 大圃　研　2608
胃・十二指腸の内視鏡所見の見かた
　　　　　　　　　　　中尾友美, 大圃　研　2615
大腸の内視鏡所見の見かた
　　　　　　　　小川さや香, 村元　喬　2622

■ Vol.19-No.16 ‥‥ 2018年2月号
特　集：「肺炎」を通して
　　あなたの診療を見直そう！
　パッション漲る指導医たちが診断・治療
　の要所に切り込む誌上ティーチング
　　　　　　　　　　　　　　　坂本　壮／編

特集にあたって ………………… 坂本　壮　2722
肺炎から学ぶ疫学
　鑑別診断のあげ方には順番がある！
　　　　　　　　　　　　　　　宮本雄気　2725
肺炎から学ぶ病歴聴取 …………… 安藤裕貴　2735
肺炎から学ぶバイタルサイン
　　　　　　　　　　　浅子　英, 坂本　壮　2742
肺炎から学ぶ身体所見 …………… 鎌田一宏　2750
肺炎から学ぶ検査所見 …………… 北　和也　2763
肺炎から学ぶ鑑別診断
　もう一度直感的診断というものを考える
　　　　　　　　　　　蟹江崇芳, 水野　篤　2773
肺炎から学ぶ治療戦略 … 栗原　健, 和足孝之　2781
肺炎から学ぶ予防医療 … 高橋雄一, 髙橋宏瑞　2790

■ Vol.19-No.18 ‥‥ 2018年3月号
特　集：敗血症を診る！
　　リアルワールドでの初期診療
　早期診断・抗菌薬・輸液など速やかで
　的確なアプローチの方法が身につく
　　　　　　　　　　　　　　　大野博司／編

特集にあたって ………………… 大野博司　3160
【敗血症診療総論】
① 新診断基準Sepsis-3の従来（SIRS）からの変更点
　　　　　　　　　　　　　　　薬師寺泰匡　3163
② JSSCG 2016 と SSCG 2016
　作成方法からみた診療ガイドラインの上手な使い方
　　　　　　　　　　　　　　　松嶋麻子　3169

【ケースから考える敗血症初期診療】
① リアルワールドでの敗血症診断と初期抗菌薬選択
　　　　　　　　　　　　　　　近藤　豊　3175
② リアルワールドでの初期循環管理 名原　功　3184
③ リアルワールドでの初期抗菌薬投与設計
　　　　　　　　　　　　　　　加藤英明　3192
④ 慢性心不全・低心機能患者での循環管理
　　　　　　　　　　　　　　　清水敬樹　3198
⑤ 慢性呼吸不全・COPD 患者での呼吸管理
　　　　　　　　　　　　　　　髙田哲男　3207
⑥ 慢性腎臓病，血液透析患者での循環・電解質管理
　　　　　　　　　　　　　　　岩下義明　3219
Global Sepsis Alliance：日本集中治療医学会における
　敗血症に対する啓発活動 ……… 松田直之　3227

◆ 連　載 ◆

（右の数字は「No.-ページ」，完マークは終了している連載です）

◆ 実践！画像診断Q&A ─このサインを見落とすな
頭部打撲後に嘔吐が出現した6歳男児
　………… 中井友美, 飯田淳義, 中尾篤典　1-7
労作時呼吸困難を認めた80歳代男性
　………………… 北村淳史, 山口哲生　1-9
激しい腹痛で救急搬送された70歳代男性
　………… 原田　圭, 塚原紘平, 中尾篤典　3-473
無症状だが，健診で発見された胸部異常陰影で受診した
　30歳代妊婦 ……… 笠井昭吾, 徳田　均　3-475
首の痛みと一過性健忘を認めた70歳代男性
　………………………………… 関根鉄朗　4-605
発熱，呼吸困難を主訴に来院した70歳代男性
　………………… 北村淳史, 山口哲生　4-607
急性膵炎をくり返し，右上腹部痛を主訴に来院した
　30歳代男性 ……… 安藤嵩浩, 関根鉄朗　6-983
風邪のような症状で救急受診した70歳代女性
　………………… 大河内康実, 徳田　均　6-985
交通外傷をきっかけに1週間前より頭痛をきたした
　40歳代男性 ………………… 関根鉄朗　7-1135
湿性咳嗽，呼吸困難を主訴に来院した80歳代男性
　………………… 北村淳史, 山口哲生　7-1137
"ある物"を誤飲したとして来院した80歳代女性
　………………… 今井祥吾, 関根鉄朗　9-1547
食思不振，呼吸困難を主訴に受診した80歳代女性
　………………… 江本範子, 徳田　均　9-1549
突然の意識障害，左不全麻痺を発症した70歳代男性
　………………… 岩田琴美, 関根鉄朗　10-1703
乾性咳嗽を主訴に来院した40歳代女性
　………………… 北村淳史, 山口哲生　10-1705
発熱，会陰部痛で来院した90歳代男性
　………………… 安藤嵩浩, 関根鉄朗　12-2065
突然の呼吸困難で受診した30歳代女性
　………………… 笠井昭吾, 徳田　均　12-2067
腹痛と嘔気で救急外来を受診した50歳代男性
　………………… 齊藤英正, 関根鉄朗　13-2213
健診にて胸部異常陰影を指摘された60歳代女性
　………………… 北村淳史, 山口哲生　13-2215
割り箸を持ちながら転倒した小児
　………………… 濱名輝彦, 関根鉄朗　15-2575
学校健診でX線写真の異常が見つかり受診した20歳代女性
　………………… 大河内康実, 徳田　均　15-2577
アルコール依存症の30歳代女性
　………………… 田中　泉, 関根鉄朗　16-2711
湿性咳嗽，呼吸困難を主訴に来院した30歳代男性
　………………… 北村淳史, 山口哲生　16-2713
下腹部痛・右下肢痛を主訴に来院した40歳代女性
　………………… 山根　彩, 関根鉄朗　18-3147
遷延する咳嗽を主訴に受診した50歳代女性
　………………… 江本範子, 徳田　均　18-3149

年間総目次

◆ なるほどわかった！日常診療のズバリ基本講座

サージカルラウンドを紹介します！
腹部外科研修で気づいた「消化管ストーマの要点」
　　　　　　　　竹内優貴，今村清隆，高田 実　4-689

シリーズ：Difficult Patient に対応しよう！
第1回 怒っている患者を理解する
　　　　　　　　　　　鋪野紀好，生坂政臣　15-2634
第2回 ノン・アドヒアランスの患者を理解する
　　　　　　　　　　　鋪野紀好，生坂政臣　16-2804
第3回 身体症状症患者を理解する
　　　　　　　　　　　鋪野紀好，生坂政臣　18-3236

◆ 臨床検査専門医がコッソリ教える… 検査のTips！

シリーズ編集：五十嵐 岳
① 採血管には"入れる順番"がある？
　　　　　　　　　　　　　　　　五十嵐 岳　1-96
② なぜ血算はすぐに結果が出るのに，生化学は遅いのか？
　　　　　　　　　　　　　　　　土屋達行　3-544
③ 本当に心不全が改善した…のかな？
　　　　　　　　　　　　　　　　田部陽子　4-700
④ "異型リンパ球"って，何ですか？
　　　　　　　　　　　　　　　　増田亜希子　6-1072
⑤ この尿所見は一体なんだろう…？
　　　　　　　　　　　　　　　　小倉加奈子　7-1226
⑥ 脱水があるのに UN/Cr が上昇しない理由は？
　　　　　　　　　　　　　　　　菊池春人　9-1640
⑦ 脳波のみかた 基礎編：どうやって測定するの？
　　　　　　　　　　　　　　　　五十嵐 岳　10-1795
⑧ 脳波のみかた 判読編：本物はどれだ？
　　　　　　　　　　　　　　　　湯本真人　12-2156
⑨ 血小板は術後にどのくらいまで増える？
　　　　　　　　　　　　　　　　千葉泰彦　13-2292
⑩ 胸痛は心臓や肺疾患とは限らない！
　　　　　　　　　　　　　　　　木村 聡　15-2642
⑪ インフルエンザ簡易検査ってどんな仕組みなの？
　　　　　　　　　　　　　　　　五十嵐 岳　16-2811
⑫ 尿一般検査でタンパク陽性が出た患者への対応は？
　　　　　　　　　　　　　　　　下澤達雄　18-3246

◆ カゲヨミ 見えているのに読めないあなたへ 完

連載：中島幹男
① 肺門編「閑古鳥を探せ！」　　　　　　　1-98
② 傍気管線「右だけですよ」　　　　　　　3-546
③ 気管分岐部編
　「バランスボール，モーグルとテントの関係」
　　　　　　　　　　　　　　　　　　　4-703
④ 横隔膜周辺「横隔膜と胃泡のいい関係」
　　　　　　　　　　　　　　　　　　　6-1074
⑤ AP window はどんな窓？　　　　　　　7-1228
⑥ 見逃しやすい肺野
　「かくれんぼするところはいつも同じ」　9-1642
⑦ 左下葉の陰影「LLLのLサイン」　　　　10-1798
⑧ やっぱりシルエットサイン
　「影絵の原理と場所」　　　　　　　　12-2158
⑨ 血管影の先細り「肺野は枯れ木のように」
　　　　　　　　　　　　　　　　　　　13-2295
⑩ カゲの性質　　　　　　　　　　　　　15-2644
⑪ まわりも見よう「外堀も埋めとかないと」
　　　　　　　　　　　　　　　　　　　16-2814
⑫ 読影の順序「正常と言い切るのが難しい」
　　　　　　　　　　　　　　　　　　　18-3248

◆ みんなで解決！病棟のギモン

シリーズ監修：香坂 俊
⑬ 急性腎障害に対する血液透析導入のタイミング
　　　　　　　　　　　　　　　　勝木俊臣　1-107
⑭ 喀痰抗酸菌塗抹検査が陽性になったら
　　　　　　　　　　　　　　　　朝倉崇徳　3-553
⑮ 入院患者の発熱にどう対応する？　宇野俊介　4-708
⑯ 原因不明もザラ？「失神」診療は
　系統的アプローチが肝心　　　　澤野充明　6-1081
⑰ 利尿薬は心不全患者の予後を悪くするって本当？
　　　　　　　　　　　　　　　　池村修寛　7-1235
⑱ 悪いニュースの伝え方　　　　　吉野鉄大　9-1649
⑲ なぜメトホルミンばかり使われるの？
　　　　　　　　　　　　　　　　篠塚圭祐　10-1804
⑳ 血糖値は下げたいけど網膜症の進行が心配
　　　　　　　　　　　　　　　　吉野鉄大　12-2165
㉑ "かぜ"症状の患者さんがやってきた
　　　　　　　　　　　　　　　　宇野俊介　13-2303
㉒ 風邪の患者さんに何を処方する？
　　　　　　　　　　　　　　　　吉野鉄大　15-2650
㉓ 酸素療法のイロハ　　　　　　　八木一馬　16-2822
㉔ ステロイドマスターへの道！
　〜ステロイドの使い方 きほんのき
　　　　　　　　　　　　　　　　近藤 泰　18-3256

◆ よく使う日常治療薬の正しい使い方

降圧薬を使う際の考え方　　　　　江口和男　1-113
明日からの臨床に使える！せん妄に対する薬の
　適切な使い方　　　　　　　　井上真一郎　3-557
抗真菌薬の使い方　　　　　佐々木俊治，原田壮平　4-715
処置時の鎮静・鎮痛薬の正しい使い方
　　　　　　　　　　　　　竹内慎哉，本間洋輔　6-1087
Parkinson病治療薬の選択と使い方
　　　　　　　　　　　　　　　　山田人志　7-1239
利尿薬の正しい使い方 … 龍華章裕，志水英明　10-1811
成人てんかんに対する抗てんかん薬の正しい使い方
　　　　　　　　　　　　高山裕太郎，柿坂庸介，中里信和　12-2169
鎮咳薬の使い方 〜リンコデ＆メジコン® 〜
　　　　　　　　　　　　　　　　倉原 優　13-2309
狭心症治療薬の正しい使い方
　〜使用目的を明確に考えよう〜　… 中川義久　15-2657
アレルギー性鼻炎に対する薬の使い方
　　　　　　　　　　　　　岡野光博，品川 潤　16-2831
脂質異常症治療薬の正しい使い方
　〜動脈硬化性疾患予防ガイドライン改訂と合わせて〜
　　　　　　　　　　　　　　　　吉田雅言　18-3263

◆ 循環器セミナー 実況中継 The Reality of Drug Prescription

シリーズ監修：西原崇創
編著：永井利幸，西原崇創，水野 篤，田中寿一，
　　　山根崇史，香坂 俊
① 循環器関連薬剤① Simple is the best！？
　心不全急性期治療：前編　　　　　　　　10-1818
② 循環器関連薬剤② ループ利尿薬じゃだめなの？
　心不全急性期治療：後編　　　　　　　　12-2173
③ 循環器関連薬剤③
　心不全慢性期治療：前編　　　　　　　　15-2661
④ 循環器関連薬剤④
　心不全慢性期治療：後編　　　　　　　　16-2837

◆ こんなにも面白い医学の世界 からだのトリビア教えます

連載：中尾篤典
㉛ ハイムリッヒ先生のハイムリッヒ法 初体験
　　　　　　　　　　　　　　　　　　　1-119
㉜ テレビゲームが疾患を生む？　　　　　　3-561
㉝「目散る」アルコール　　　　　　　　　4-721
㉞ 心臓の穴は片頭痛を起こす？　　　　　　6-1093
㉟ 氷をバリバリかじる人は病気？　　　　　7-1245
㊱ バンジージャンプで失明？　　　　　　　9-1661
㊲ マリンスポーツと納豆アレルギーの意外な関係
　　　　　　　　　　　　　　　　　　　10-1825
㊳ 医者はどこへ行くのか？　　　　　　　12-2179
㊴ ゴッホの絵が黄色っぽい理由　　　　　13-2315
㊵ ヘリウムガスを使った宴会芸に注意　　15-2667
㊶ ステーキハウス症候群　　　　　　　　16-2843
㊷ ポケモンGOはどうなったか？　　　　18-3269

◆ 眼科エマージェンシー こんなときどうする？

シリーズ監修：加藤浩晃
⑰ 眼の中で血が出ている！　　　　　青木崇倫　1-120
⑱ 眼脂が止まらない　　　　　　　　青木崇倫　3-562
⑲ 外傷後から二重に見える！
　　　　　　　　　　　　　　　　徳毛花菜　4-722

年間総目次

⑳ 左眼の周りが腫れた …………… 青木崇倫　6-1094
㉑ もともと見えにくかった眼が突然痛くなった！
　　　　　　　　　　　　……… 青木崇倫　7-1246
㉒ 目頭が痛い！ ………………… 徳毛花菜　9-1662
㉓ 目やにが出て, 目が痒い ……… 青木崇倫　10-1827
㉔ 眼と瞼が真っ赤 ………………… 徳毛花菜　12-2180
㉕ 殴られて視力が下がった！ …… 徳毛花菜　13-2316
㉖ まぶたが切れた！ ……………… 青木崇倫　15-2668
㉗ 両目がだんだん見えにくくなってきている！
　　　　　　　　　　　　……… 加藤浩晃　16-2844
㉘ 飼い犬に眼瞼を噛まれた！ …… 徳毛花菜　18-3270

◆ Step Beyond Resident
　連載：林　寛之
⑯⑤ DVに対峙する Part 2
　　～ Deep な対応教えます～ …………　1-123
⑯⑥ 救急最初の15分, サバイバル Tips! Part 1
　　～患者の気道緊急はあなたの緊急～ ……　3-567
⑯⑦ 救急最初の15分, サバイバル Tips! Part 2
　　～気道緊急は, 準備と覚悟なしではいどめない～
　　　　　　　　　　　　　　　　　　　　　4-725
⑯⑧ 救急最初の15分, サバイバル Tips! Part 3
　　～気道緊急の混沌～ ……………………　6-1097
⑯⑨ 酒の一滴は血の一滴？
　　～アルコール救急の pitfall ～ Part Ⅰ …　9-1669
⑰⑩ 酒の一滴は血の一滴？
　　～アルコール救急の pitfall ～ Part Ⅱ …　10-1831
⑰⑪ 早期発見, 早期介入！ アルコール問題の
　　スクリーニング～アルコール救急の pitfall ～ Part Ⅲ
　　　　　　　　　　　　　　　　　　　　　12-2182
⑰⑫ カクカクシカジカ…では通じない
　　～申し送りは魔の時間～ ……………… 15-2675
⑰⑬ たかが発熱, されど発熱 Part1 ～ン～, 風邪でしょう.
　　じゃ抗菌薬出しておきますから～ンなアホな！～
　　　　　　　　　　　　　　　　　　　　　16-2851
⑰⑭ たかが発熱, されど発熱 Part2
　　～咽頭炎, ナメンナヨ～ ………………… 18-3277

◆ ドクターSの診療ファイル SDH から探る,
　患者に隠れた健康問題とは？ 完
① 治らない糖尿病の謎 … 柴田綾子, 近藤尚己　7-1248
② 頻発する喘息発作の謎 … 舟越　優, 藤原武男　9-1664
③ 母子手帳の謎を解け … 柴田綾子, 近藤尚己　10-1842
④ 多発する虫歯が示す家庭環境
　　　　　　　　　　… 舟越　優, 藤原武男　12-2191
⑤ 転倒の原因は？ …… 柴田綾子, 近藤尚己　13-2322
⑥ 打撲と DV, 子どもの発達との関係性？
　　　　　　　　　　… 舟越　優, 藤原武男　15-2686

◆ 対岸の火事, 他山の石
　連載：中島　伸
⑧⑦ うまい病状説明のコツ …………………　1-134
⑧⑧ 研修医の心得 ……………………………　3-579
⑧⑨ カレイの骨が刺さった！ ………………　4-737
⑨⑩ 眼科から紹介された視野障害 …………　6-1113
⑨⑪ 困ったことと心配なこと ………………　7-1253
⑨⑫ 奇怪な症状 ………………………………　9-1681
⑨⑬ 上手なプレゼンテーションのコツ …… 10-1849
⑨⑭ ヒューリスティックスとは …………… 12-2195
⑨⑮ レセプトチェックの大切さ …………… 13-2327
⑨⑯ 研修医がやっちまった！ ……………… 15-2691
⑨⑰「当たり前」のレベル設定 …………… 16-2859
⑨⑱ ここに注意！ 研修医の外来診察 ……… 18-3293

◆ 総合診療はおもしろい！
　～若手医師・学生による活動レポート
　監修：一般社団法人日本プライマリ・ケア連合学会
　　　　医学生・若手医師支援委員会
　　　　吉本　尚, 杉谷真季, 三浦太郎
㊹ 乳幼児健診マスターへの道 … 玉井友里子　1-137
㊺ 南極医療～越冬隊医師になった家庭医からの報告
　　　　　　　　　　　　……… 森川博久　3-583
㊻ 第12回若手医師のための家庭医療学冬季セミナー
　　開催報告 ……………………… 松田真和　4-740

㊼ Family Medicine 360 プロジェクトでの
　　スペイン家庭医療専攻医の交換留学受け入れ
　　　　　　　　　　　　……… 鋪野紀好　6-1117
㊽ 日本プライマリ・ケア連合学会公式の
　　家庭医療専攻医（＝後期研修医）のサポート組織が
　　できました！ ………………… 大澤さやか　7-1256
㊾ 交流を超えた交流会をめざして
　　～若手医師交流会・二次会報告 … 阿部計大　9-1685
㊿ じぇねたま ～家庭医療・総合診療に興味のある
　　初期研修医のための web ふりかえり
　　　　　　　　　　　　……… 村山　愛　10-1852
51 クルーズ船からの便り ～船医のお仕事紹介～
　　　　　　　　　　　　……… 来住知美　12-2199
52 第29回学生・研修医のための家庭医療学夏期セミナー
　　　　　　　　　　　… 田中いつみ, 吉本　尚　13-2330
53 第53回病院総合医で身につく能力, 業務の魅力
　　　　　　　　　　　… 原田　拓, 森川　暢　16-2863
54 専門医部会フォーラム ………… 藤谷直明　18-3297

◆ 特別掲載
　医学生を対象とした文献検索データベースを用いた
　臨床的疑問解決型学習ワークショップ：活動報告
　……… 曽根久智, 荘子万能, 釆野　優,
　　　　 森本隆之, 片岡裕貴, 松本謙太郎,
　　　　 伊藤俊之　4-741
　ケープタウンで小児外科
　　～海外での臨床は楽しい！ ……… 清水　徹　7-1257
　研修医の気持ち ……………………………… 15-2696

◆ 編集部レポート
　Chiba Clinical Skills Boot Camp 2017 ……　4-744
　「林寛之先生の Step Beyond Resident セミナー」を
　　開催しました！ ……………………… 13-2331
　Japan Physical Club 2017 in 奄美 ………… 15-2694
　第45回 日本救急医学会総会・学術集会 …… 16-2864

◆ レジデントノート増刊 ◆

■ Vol.19-No.2
診断力を超強化！
症候からの内科診療

フローチャートで見える化した
思考プロセスと治療方針

徳田安春／編

序	……………………	3 (153)
第1章	全身の症状 ……………	14 (164)
第2章	頭頸部の症状 …………	97 (247)
第3章	胸部の症状 ……………	145 (295)
第4章	腹部の症状 ……………	200 (350)
第5章	四肢と背部の症状 ……	241 (391)
第6章	神経の症状 ……………	263 (413)
第7章	腎・尿路の症状 ………	292 (442)

■ Vol.19-No.5
主訴から攻める！ 救急画像

内因性疾患から外傷まで,
すばやく正しく, 撮る・読む・動く！

舟越　拓／編

序	……………………	3 (759)
第1章	画像診断の基本 ………	10 (766)
第2章	内因性疾患の画像診断 …	40 (796)
第3章	特殊な患者さんでの画像診断	146 (902)
第4章	外因性疾患の画像診断 …	157 (913)

年間総目次

■ Vol.19-No.8
**いざというとき慌てない！
マイナーエマージェンシー**

歯が抜けた、ボタン電池を飲んだ、
指輪が抜けない、ネコに咬まれたなど、
急患の対応教えます！

上山裕二／編

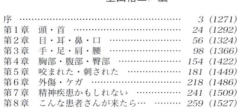

序	3	(1271)
第1章 頭・首	24	(1292)
第2章 目・耳・鼻・口	56	(1324)
第3章 手・足・肩・腰	98	(1366)
第4章 胸部・腹部・臀部	154	(1422)
第5章 咬まれた・刺された	181	(1449)
第6章 外傷・ケガ	218	(1486)
第7章 精神疾患かもしれない	241	(1509)
第8章 こんな患者さんが来たら…	259	(1527)

■ Vol.19-No.11
**糖尿病薬・インスリン治療
知りたい、基本と使い分け**

経口薬？ インスリン？ 薬剤の特徴を掴み、
血糖管理に強くなる！

弘世貴久／編

序	3	(1863)
第1章 糖尿病薬の基本と使い分け	14	(1874)
第2章 インスリンの基本と使い方	81	(1941)
第3章 特殊な病態での薬の使い分け	129	(1989)
第4章 病棟・救急で困る、こんなときどうする？	144	(2004)

■ Vol.19-No.14
**主治医力がさらにアップする！
入院患者管理パーフェクト Part 2**

症候対応、手技・エコー、栄養・リハ、退院調整、
病棟の仕事術など、超必須の31項目！

石丸裕康、森川　暢／編

序	3	(2343)
第1章 病棟仕事術を身につける	12	(2352)
第2章 病棟でよく出会う症候・疾患マネジメント	32	(2372)
第3章 病棟で欠かせない基本的手技のコツ	91	(2431)
第4章 複雑な問題にチーム医療でとりくむ	129	(2469)
第5章 退院・転院を見据えたマネジメント	163	(2503)

■ Vol.19-No.17
**小児救急の基本
「子どもは苦手」を克服しよう！**

熱が下がらない、頭をぶつけた、泣き止まない、
保護者への説明どうする？　など、
あらゆる「困った」の答えがみつかる！

鉄原健一／編

序	3	(2875)
第1章 総論：小児救急の基本	14	(2886)
第2章 緊急度の評価	103	(2975)
第3章 よく出会う小児の症候	149	(3021)
第4章 よく出会う小児の外傷	212	(3084)

レジデントノート 次号 4月号 予告
(Vol.20 No.1) 2018年4月1日発行

特集

抗菌薬ドリル 〜実践力が身につく極上問題集〜（仮題）

編集／羽田野義郎（聖マリア病院 感染症科）

研修医の苦手分野として不動の地位を築いているのが「抗菌薬の使い方」であるかと思います．昨今は薬剤耐性の問題も叫ばれ，感染症領域におけるより適切な考え方の修得が求められています．4月号では，よく困る抗菌薬の選び方，効果判定，やめ方などについて現場ですぐに活かせるようご解説いただきます．これまでの学習で親しんできた"問題集"の形式なので，重要な考え方を確実に身につけられること間違いなしです！

1) これだけ！ 感染症診療に必要な微生物の知識 …………………………… 沖中友秀，山口浩樹，小松真成
2) 抗菌薬の基礎知識① ペニシリン系・セフェム系 ……… 石原あやか，石岡春彦
3) 抗菌薬の基礎知識② カルバペネム系・抗MRSA薬 ……………… 藤田浩二
4) 抗菌薬の基礎知識③ その他の重要な抗菌薬（内服抗菌薬を中心に） …………………………… 石井隆弘
5) 抗菌薬は必要？ それとも？ ………………………… 野木一孝，北 和也
6) Empiric therapy の考え方 ………………………… 岡 祐介，濱田洋平
7) 効果判定・経過観察のしかた ……………………… 山口裕崇，山口征啓
8) 培養結果判明後の抗菌薬選択，内服切り替えのタイミング …………………………… 戸田祐太，森岡慎一郎
9) 抗菌薬のやめどき・治療がうまくいかない時のアプローチ …………………………… 山本泰正，倉井華子
10) その他のTips ……………………………………………………… 羽田野義郎

連載

● みんなで解決！ 病棟のギモン
「ラシックスは腎臓に悪い？ 急性心不全の腎うっ血とは」（仮題）
………………………… 勝木俊臣（慶應義塾大学病院 循環器内科）

その他

● 「レジデントノート」へのご感想・ご意見・ご要望をお聞かせください！
読者の皆さまからのご意見を誌面に反映させ，より日常診療に役立つ誌面作りをしていきたいと存じております．小社ホームページにてアンケートを実施していますので，ぜひご意見をお寄せください．アンケートにお答え下さった方のなかから抽選でプレゼントも実施中です！

編集幹事（五十音順）

- 飯野靖彦　（日本医科大学名誉教授）
- 五十嵐徹也（茨城県病院事業管理者）
- 坂本哲也　（帝京大学医学部
　　　　　　救命救急センター教授）
- 奈良信雄　（順天堂大学医学部 特任教授，
　　　　　　東京医科歯科大学 特命教授）
- 日比紀文　（学校法人 北里研究所 北里大学
　　　　　　大学院医療系研究科 特任教授）
- 山口哲生　（東京メディサイトクリニック）

編集委員（五十音順）

- 石丸裕康　（天理よろづ相談所病院
　　　　　　総合診療教育部・救急診療部）
- 一瀬直日　（赤穂市民病院 内科・在宅医療部）
- 大西弘高　（東京大学大学院医学系研究科
　　　　　　医学教育国際研究センター）
- 川島篤志　（市立福知山市民病院
　　　　　　研究研修センター・総合内科）
- 香坂　俊　（慶應義塾大学 循環器内科）
- 柴垣有吾　（聖マリアンナ医科大学病院
　　　　　　腎臓・高血圧内科）
- 畑　啓昭　（国立病院機構京都医療センター
　　　　　　外科）
- 林　寛之　（福井大学医学部附属病院
　　　　　　総合診療部）
- 堀之内秀仁（国立がん研究センター中央病院
　　　　　　呼吸器内科）

レジデントノート購入のご案内

これからも臨床現場での
「困った！」「知りたい！」に答えていきます！

年間定期購読（送料無料）

- ● 通常号（月刊2,000円×12冊）
　　定価（本体24,000円＋税）
- ● 通常号＋増刊号
　　（月刊2,000円×12冊＋増刊4,700円×6冊）
　　定価（本体52,200円＋税）
- ● 通常号＋WEB版 ※1
　　定価（本体27,600円＋税）
- ● 通常号＋WEB版 ※1 ＋増刊号
　　定価（本体55,800円＋税）

※1 WEB版は通常号のみのサービスとなります
※2 海外からのご購読は送料実費となります

便利でお得な
年間定期購読を
ぜひご利用ください！

✓送料無料※2
✓最新号がすぐ届く！
✓お好きな号から
　はじめられる！
✓WEB版で
　より手軽に！

下記でご購入いただけます
- ●お近くの書店で
　レジデントノート取扱書店（小社ホームページをご覧ください）
- ●ホームページから または 小社へ直接お申し込み
　www.yodosha.co.jp
　TEL 03-5282-1211（営業）FAX 03-5282-1212

◆ 訂正 ◆

下記におきまして，訂正箇所がございました．訂正し，お詫び申し上げます．
レジデントノート2017年11月号　Vol.19 No.12
- ● 特集：「救急・ICUでよく使う鎮痛・鎮静・筋弛緩薬
　　～自分の"いつもの"を作ろう」2090頁 下から7行目

　誤）プロポフォール1％静注（20 mg/20 mL）
　正）プロポフォール1％静注（200 mg/20 mL）

お手数をおかけいたしますが，お手持ちの本に訂正箇所を書き込んでお使いいただきますようお願い申し上げます．

レジデントノート

Vol. 19　No. 18　2018〔通巻256号〕
2018年3月1日発行　第19巻　第18号
ISBN978-4-7581-1604-6
定価　本体2,000円＋税（送料実費別途）

年間購読料
　24,000円＋税（通常号12冊，送料弊社負担）
　52,200円＋税（通常号12冊，増刊6冊，送料弊社負担）
郵便振替　00130-3-38674

© YODOSHA CO., LTD. 2018
Printed in Japan

発行人	一戸裕子
編集人	久本容子
副編集人	保坂早苗
編集スタッフ	田中桃子，遠藤圭介 清水智子，嶋井　毅
広告営業・販売	菅野英昭，加藤　愛，中村恭平
発行所	株式会社　羊　土　社 〒101-0052　東京都千代田区神田小川町2-5-1 TEL 03(5282)1211／FAX 03(5282)1212 E-mail eigyo@yodosha.co.jp URL www.yodosha.co.jp/
印刷所	株式会社　平河工業社
広告申込	羊土社営業部までお問い合わせ下さい．

本誌に掲載する著作物の複製権・上映権・譲渡権・公衆送信権（送信可能化権を含む）は（株）羊土社が保有しています．
本誌を無断で複製する行為（コピー，スキャン，デジタルデータ化など）は，著作権法上での限られた例外（「私的使用のための複製」など）を除き禁じられています．研究活動，診療を含み業務上使用する目的で上記の行為を行うことは大学，病院，企業などにおける内部的な利用であっても，私的使用には該当せず，違法です．また私的使用のためであっても，代行業者等の第三者に依頼して上記の行為を行うことは違法となります．

JCOPY ＜（社）出版者著作権管理機構　委託出版物＞本誌の無断複写は著作権法上での例外を除き禁じられています．複写される場合は，そのつど事前に，（社）出版者著作権管理機構（TEL 03-3513-6969，FAX 03-3513-6979，e-mail：info@jcopy.or.jp）の許諾を得てください．

≪ジェネラリストBOOKS≫

病歴と身体所見の診断学
検査なしでここまでわかる

徳田安春

症例をもとに、指導医と研修医の問答形式で感度・特異度・尤度比の使い方が学べる実践書。付録には、即戦力となる「尤度比一覧」のPDF（ダウンロード形式）を収載。

●A5 頁210 2017年 定価：本体3,600円＋税
[ISBN978-4-260-03245-2]

いのちの終わりにどうかかわるか

編集 木澤義之・山本 亮・浜野 淳

総合診療医や内科医、およびそれを取り巻くメディカルスタッフに求められるエンドオブライフ患者へのかかわり方の知識とスキルをまとめた1冊。

●A5 頁304 2017年 定価：本体4,000円＋税
[ISBN978-4-260-03255-1]

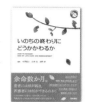

認知症はこう診る
初回面接・診断からBPSDの対応まで

編集 上田 諭

「認知症は日常的に診るけれど、イマイチ診方がわからない。薬を出すだけでいいの?」かかりつけ医のそんなお悩みに効く本。豊富な事例とともに、具体的手法をレクチャー。

●A5 頁264 2017年 定価：本体3,800円＋税
[ISBN978-4-260-03221-6]

保護者が納得!
小児科外来 匠の伝え方

編集 崎山 弘・長谷川行洋

その説明はツウジテル? 不安そうな保護者、パニックになっている保護者、無理難題を訴えてくる保護者、外来にいませんか? 保護者が納得する説明の仕方、教えます。

●A5 頁228 2017年 定価：本体3,800円＋税
[ISBN978-4-260-03009-0]

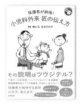

健診データで困ったら
よくある検査異常への対応策

編集 伊藤澄信

異常値の出た健診結果をもってやってくる患者への対応にとまどう一般医は少なくない。本書では、外来で一般医が困る健診データ異常のパターンを集め、基本対応とそのエビデンスを示した。

●A5 頁192 2017年 定価：本体3,600円＋税
[ISBN978-4-260-03054-0]

身体診察 免許皆伝
目的別フィジカルの取り方 伝授します

編集 平島 修・志水太郎・和足孝之

"最強の一番弟子"にならないか? 便利な機器が常にあるとは限らない。診て、聴いて、触って、嗅いで、rule in/rule outできる身体診察の技を身につけよう。

●A5 頁248 2017年 定価：本体4,200円＋税
[ISBN978-4-260-03029-8]

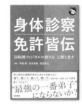

好評書のご案内

今日の治療指針 2018年版
私はこう治療している

総編集 福井次矢・高木 誠・小室一成
●デスク判(B5) 頁2192 2018年 定価：本体19,000円＋税 [ISBN978-4-260-03233-9]
●ポケット判(B6) 頁2192 2018年 定価：本体15,000円＋税 [ISBN978-4-260-03234-6]

治療薬マニュアル 2018

監修 髙久史麿・矢﨑義雄／編集 北原光夫・上野文昭・越前宏俊
●B6 頁2752 2018年 定価：本体5,000円＋税 [ISBN978-4-260-03257-5]

Pocket Drugs 2018

監修 福井次矢／編集 小松康宏・渡邉裕司
●A6 頁1088 2018年 定価：本体4,200円＋税 [ISBN978-4-260-03 96-7]

臨床検査データブック 2017-2018

監修 髙久史麿／編集 黒川 清・春日雅人・北村 聖
●B6 頁1104 2017年 定価：本体4,800円＋税 [ISBN978-4-260-02326-4]

医学書院　〒113-8719 東京都文京区本郷1-28-23　[WEBサイト] http://www.igaku-shoin.co.jp
[販売部] TEL：03-3817-5650　FAX：03-3815-7804　E-mail：sd@igaku-shoin.co.jp

「研修ノート」シリーズ

シリーズ総監修　自治医科大学学長　永井　良三

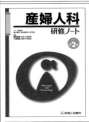

産婦人科研修ノート　（改訂第2版）

編集　帝京大学教授　綾部　琢哉
　　　東京大学教授　大須賀　穣

産婦人科専攻医を対象に，マスターすべき産婦人科の知識はもちろん，医師としての心構えや患者，スタッフとのコミュニケーション，各種書類の書き方まで，臨床現場で役立つ147のエッセンスをまとめた．また，医師の経験談やアドバイスをコラムとして72本収録．最新の情報を盛り込み，5年ぶりに全面改訂．

●A5判・608頁・定価（本体7,000円＋税）　ISBN978-4-7878-2037-2

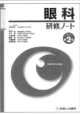

眼科研修ノート　（改訂第2版）

編集　慶應義塾大学教授　坪田　一男
　　　京都府立医科大学教授　木下　茂
　　　岐阜大学教授　山本　哲也
　　　東京医科大学教授　後藤　浩
　　　筑波大学教授　大鹿　哲郎
　　　熊本大学教授　谷原　秀信

研修医，若手医師を対象に，知っておくべき検査手技，眼疾患，眼光学の基礎はもちろんのこと，眼科医としての心構えや患者・スタッフとのコミュニケーション，社会的知識と制度，カルテの書き方まで，臨床現場で役立つ112のエッセンスを詳説．付録として，眼科で使用頻度の高い点眼薬・内服薬の薬剤一覧，眼科医が覚えておくべき略語一覧なども収録．

●A5判・602頁・定価（本体8,200円＋税）　ISBN978-4-7878-2174-4

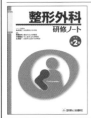

整形外科研修ノート　（改訂第2版）

編集　横浜市立大学教授　齋藤　知行
　　　名古屋市立大学教授　大塚　隆信
　　　京都府立医科大学教授　久保　俊一

整形外科医を志す研修医，若手医師を対象に，医師としての心構えから検査・疾患・手技手術，書類の書き方まで臨床現場で役立つエッセンスを詳説，待望の改訂版．

●A5判・816頁・定価（本体8,800円＋税）　ISBN978-4-7878-2209-3

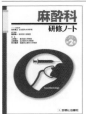

麻酔科研修ノート　（改訂第2版）

責任編集　順天堂大学教授　稲田　英一
編集　鹿児島大学教授　上村　裕一
　　　金沢医科大学教授　土田　英昭
　　　福島県立医科大学教授　村川　雅洋

麻酔科専門医を志す後期研修医・および指導医が主な読者対象．キーとなる麻酔手技，周術期合併症，危機管理，術式別麻酔ポイントなど，麻酔科医なら知っておきたい臨床現場のエッセンスを余すところなく収載．待望の改訂第2版．

●A5判・688頁・定価（本体7,200円＋税）　ISBN978-4-7878-2046-4

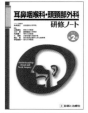

耳鼻咽喉科・頭頸部外科研修ノート　（改訂第2版）

編集　東京大学教授　山岨　達也
　　　慶應義塾大学教授　小川　郁
　　　神戸大学教授　丹生　健一
　　　京都学園大学副学長　久　育男
　　　東京慈恵会医科大学名誉教授　森山　寛
　　　信州大学教授　宇佐美真一

耳鼻咽喉科・頭頸部外科医を志す研修医・若手医師を対象に，心構えから解剖・検査・疾患・手術，書類の書き方や最新トピックスまでを網羅．臨床現場で役立つ164項目を収録．第2版では新たに，専門医，国際学会，留学，アレルギー性鼻炎，Baha，咽頭癌手術，手術支援機器，小児聴覚障害，頭頸部癌，分子標的薬，遺伝カウンセリング，指定難病医療費補助制度，感染症届出基準，漢方薬，検査・周術期，妊産婦の項目が加わりさらに充実．

●A5判・672頁・定価（本体7,500円＋税）　ISBN978-4-7878-2239-0

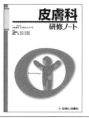

皮膚科研修ノート

編集　東京大学教授　佐藤　伸一
　　　筑波大学教授　藤本　学

皮膚科医が知っておくべき心得や勉強法・コミュニケーションなどの基本姿勢から，皮膚の構造や病理組織などの基礎知識，臨床で活かせる検査手技・治療法，社会的知識と制度，各種書類の書き方まで網羅した研修医・若手医師必携の書．付録として皮膚科領域の代表的薬剤一覧を収載．

●A5判・712頁・定価（本体8,800円＋税）　ISBN978-4-7878-2134-8

診断と治療社

〒100-0014　東京都千代田区永田町2-14-2山王グランドビル4F
電話　03(3580)2770　FAX　03(3580)2776
http://www.shindan.co.jp/
E-mail:eigyobu@shindan.co.jp

(17.01)

好評書のご案内

送料は実費にて申し受けます。

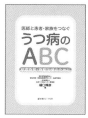

医師と患者・家族をつなぐ うつ病のABC
～早期発見・早期治療のために～

国立研究開発法人国立精神・神経医療研究センター名誉理事長
一般社団法人日本うつ病センター理事長　　樋口　輝彦　編

■B5判　148頁
定価
（本体3,400円＋税）
送料実費

- 早期発見・早期治療がカギとなる"うつ病"。日常診療において見逃されやすいこの疾患における現状と治療のポイント、家族・周囲が行うサポートについて幅広く解説！
- 基本的な情報から治療、再発防止やライフステージ別の特徴まで、うつ病に関して知っておきたい内容を、図表・イラストを用いて詳述。
- 早期発見・診断・治療をめざし、疾患に接する一般診療医と精神科医が連携を深めるための一助として、また、患者本人や家族、産業医などにも参考になる、役立つ一冊！

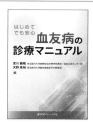

はじめてでも安心 血友病の診療マニュアル

埼玉医科大学病院総合診療内科教授／血栓止血センター長　宮川　義隆　編
東京医科大学臨床検査医学分野教授　　天野　景裕

■A5判　296頁
定価
（本体4,600円＋税）
送料実費

- 血友病の基本から新たな治療まで多岐にわたって網羅！興味のあるところから読み進められる良書！
- これから血友病を勉強しようと意欲に燃えている医師、看護師、薬剤師、カウンセラーにとって必携の書！患者とその家族にもわかりやすく安心して読めるよう図表、写真を満載！
- Clinical Question、コラムが豊富でかつ充実した内容！飽きさせない診療マニュアルの決定版！

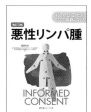

インフォームドコンセントのための図説シリーズ
悪性リンパ腫 改訂3版

国立研究開発法人 国立がん研究センター名誉総長／
国立病院機構 名古屋医療センター名誉院長　　堀田　知光　編

■A4変型判　72頁
定価
（本体4,800円＋税）
送料実費

- 前版から8年、待望の最新版発刊！悪性リンパ腫のリスク分けや治療方針、薬物療法や造血幹細胞移植などについて全面改訂を行い、より充実した内容に。
- 薬物療法では、リツキシマブを中心に新薬も含めて様々な単剤療法・併用療法を紹介！
- 患者さんはもとより、悪性リンパ腫の治療に関わる全ての関係者に読んでほしい一冊！

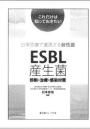

これだけは知っておきたい日常診療で遭遇する耐性菌
ESBL産生菌－診断・治療・感染対策－

東京医科大学微生物学分野主任教授
東京医科大学茨城医療センター感染制御部部長　　松本　哲哉　編著

■A5判　194頁
定価
（本体3,800円＋税）
送料実費

- 近年、重要性が増してきている耐性菌のひとつ「ESBL(extended-spectrum β-lactamase：基質特異性拡張型β-ラクタマーゼ)産生菌」－。臨床の現場においてもしばしば遭遇するため、適確な診断や治療、感染対策が求められるようになってきている。
- 医療・介護関係者など、あらゆる職種にとってわかりやすい表現で解説したほか、検査、医療の現場において取るべき対応を具体的に記載。ESBL産生菌について、その性質や状況を熟知できる1冊。

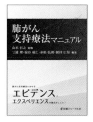

肺がん支持療法マニュアル

和歌山県立医科大学呼吸器内科・腫瘍内科（内科学第三講座）教授　山本　信之　監修
新潟県立がんセンター新潟病院内科 内科部長　三浦　理
順天堂大学大学院医学研究科呼吸器内科学助教　宿谷　威仁　編集
和歌山県立医科大学呼吸器内科・腫瘍内科（内科学第三講座）助教　赤松　弘朗
静岡県立静岡がんセンター呼吸器内科医長　釼持　広知

■A5判　172頁
定価
（本体3,200円＋税）
送料実費

- がん治療の成功には欠かせない"支持療法"－新たな治療薬が続々と登場する中、肺がんにおける支持療法マニュアルの唯一にして決定版となる書籍をここに刊行！
- 実際の診療に携わる国内50施設の若手エキスパートに、肺がん支持療法に関するアンケート調査を実施。"エビデンスのない支持療法、みんなは実際どうしているのか？"という疑問に対して選択肢を導き出せる画期的内容！

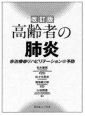

高齢者の肺炎～治療・リハビリテーション・予防～　改訂版

長崎大学名誉教授／公益財団法人結核予防会学術相談役　松本　慶蔵　総監修
仙台富沢病院院長　佐々木英忠
順天堂大学名誉教授　福地義之助　監修
東北大学大学院医学系研究科先進感染症予防学寄附講座教授　山谷　睦雄　編

■B5判　306頁
定価
（本体7,000円＋税）
送料実費

- 好評を博した前版から6年、最新の知見を盛り込み内容を大幅刷新。脳梗塞や精神疾患、インフルエンザなど、高齢者特有の様々な併発疾患との関連を紐解きながら、予防、リハビリテーションまで詳述。
- 治療に供する薬品名や診断・予防のための資材・器材は具体名を紹介。臨床現場ですぐに役立つ治療指南書の決定版！

株式会社 医薬ジャーナル社
〒541-0047 大阪市中央区淡路町3丁目1番5号・淡路町ビル21　電話 06(6202)7280(代) FAX 06(6202)5295
〒101-0061 東京都千代田区神田三崎町2丁目7番6号・浅見ビル　電話 03(3265)7681(代) FAX 03(3265)8369
振替番号 00910-1-33353

http://www.iyaku-j.com/　書籍・雑誌バックナンバー検索、ご注文などはインターネットホームページからが便利です。

「ワクチン打っておしまい」では，みえてこない世界がひらけます

The Art of Travel and Global Health
トラベル&グローバルメディスン

渡航前から帰国後・インバウンドまで

編集
近　利雄　THE KING CLINIC
三島　伸介　関西医科大学

- B5判　306頁
- 定価（本体5,200円＋税）
- 2017年9月発行

開業医の外来にも先週までアフリカ出張に行っていた人が訪れる時代．本書では，ワクチンや感染症に留まらず，インバウンド・アウトバウンドそれぞれで渡航にはどのような形態があり，どんなリスクがあるのか，リスクを減らすために何ができるのかを解説．多岐にわたる不安や疑問を抱く渡航者に必要な医療を提供できるようになるための一冊．

主な内容
1. トラベルメディスンとは
2. 渡航とリスク
3. 変化する情勢
4. 海外渡航
5. 渡航医学で重要な感染症
6. 検疫所
7. ワクチン・予防内服薬
8. 途上国・新興国と医療
9. 災害医療
10. 情勢不安定・紛争地域への渡航
11. 日本への移住者に対する保健医療課題
12. 医学的配慮を要する渡航者
13. 訪日者・帰国者（インバウンド）
14. 渡航前健診・海外赴任前健診

詳しくはWebで

南山堂　〒113-0034　東京都文京区湯島4-1-11　URL http://www.nanzando.com
TEL 03-5689-7855　FAX 03-5689-7857（営業）　E-mail eigyo_bu@nanzando.com

Gram staining

感染の有無をみる！菌を推定する！抗菌薬の感受性がわかる！

治療に役立つグラ染®

耐性菌を作らない！データに基づく適正な抗菌薬治療にグラ染が役に立つ!!

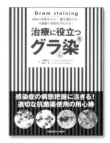

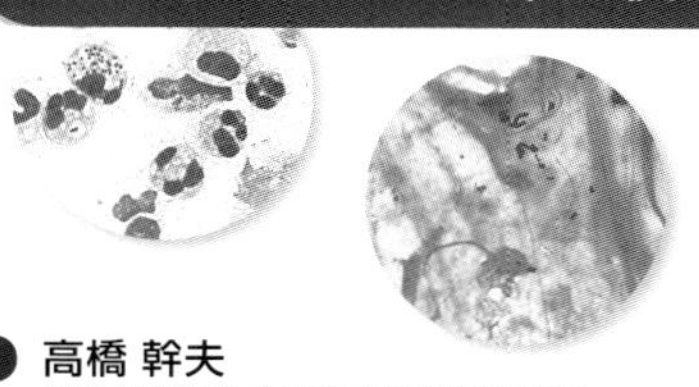

著　高橋 幹夫
岩手県立磐井病院臨床検査科技師長

櫻井 滋
岩手医科大学感染症対策室室長

簡便に行え，コストパフォーマンスもいいグラム染色検査について，所見の見方と基本的な考え方を解説。一般的によく遭遇するが判断に困るケース20症例を具体的に呈示し，臨床推論へのグラム染色の効果的な取り入れ方と，データに基づく抗菌薬処方を具体的に紹介。病態が複雑化している感染症患者に適切な治療を施すために，すべての医療者必携の一冊。

定価（本体3,800円＋税）
B5判・180頁・オールカラー
写真140点
ISBN978-4-7583-1772-6

目次

◆ グラム染色所見を読み解くためには

◆ 呼吸器感染症
- 74歳，女性 広範な浸潤影と低酸素―スムース（S）型とラフ（R）型を見極める
- 79歳，男性 嚥下障害患者の発熱―慢性心不全患者のキノロン系に不応の発熱？
- 73歳，男性 慢性肺疾患の急性増悪―COPDでは常にグラム陰性菌を狙うべきか？
- 83歳，女性 発熱のない両側肺炎？―気道親和性の起炎菌は肺炎像を見せにくい
- 72歳，女性 抗菌薬無効の緑膿菌？―シブトイ菌の正体はグラ染でつかめ！ 他

◆ 尿路感染症および泌尿生殖器系感染症
- 62歳，男性 脊髄損傷患者の発熱―グラ染で治療効果をリアルタイムに追う
- 28歳，男性 排尿痛と膿性分泌物―死菌も想定し，PCR検査を常に追加する 他

◆ 皮膚・創傷感染症
- 64歳，男性 皮膚の水疱は感染性？―皮膚バリアの下は本来，無菌のはず…
- 55歳，女性 抗菌薬投与中の創感染―抗菌薬の変更時期はグラ染で読み解け！
- 55歳，男性 電動ノコで右指を切断―トキソイド投与後23日目の破傷風発症？
- 77歳，男性 ネコ咬傷後の手背腫脹―動物由来の感染症とグラム染色所見 他

◆ 腸管感染症
- 76歳，女性 敗血症回復後の下痢
  ―抗菌薬投与後の便検体，グラ染で単一菌は非常事態
- 30歳，女性 発熱嘔吐のない下痢症―症状の軽い下痢症はただの風邪？
- 70歳，男性 大酒家の熱とタール便
  ―慢性心不全患者のキノロン系に不応の発熱？ 他

こんなに役立つ point of care 超音波

救急ICUから一般外来・在宅まで

患者急変，一般外来，在宅医療。「どうしよう」から「こう対処しよう」へ変換できるエコー活用術，教えます！

編集　鈴木 昭広
東京慈恵会医科大学麻酔科学講座教授

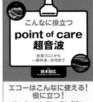

呼吸器，循環器，消化器，整形外科など，point of care超音波が役立つ領域別に，まず押さえておくべき全身観察のポイントを紹介。応用編では，具体的な症例を挙げて，point of care超音波の活用法，実臨床で役立つコツやテクニックを，イラストや画像を用いてわかりやすくコンパクトに解説。初期研修において各科をローテーションする時だけでなく，救急時，一般外来，在宅医療などさまざまな場面で役立つ，point of care超音波を気軽に学べる超実践的入門書！

定価（本体3,600円＋税）
A5判・180頁・オールカラー
写真200点
ISBN978-4-7583-1599-9

目次

- 01 気道管理に役立つエコー
  ～今や気道超音波は世界標準に！～
- 02 呼吸管理に役立つエコー
  ～人体最大の臓器を超音波でみる～
  その1 日本発！呼吸器内科で行う呼吸器超音波
- 03 呼吸管理に役立つエコー
  ～人体最大の臓器を超音波でみる～
  その2 呼吸不全を鑑別するための急性期肺エコー
- 04 循環管理に役立つ心エコー
  ～ダイナミックに動く心臓は超音波観察の醍醐味！～
- 05 中枢神経異常を判断するエコー　～意識障害をみる～
- 06 下肢静脈血栓を検索するエコー
  ～避難所で行うスクリーニング方法を押さえよう～
- 07 腹部エコー　～ブラックボックスをのぞいてみよう！～
- 08 運動器疾患に役立つエコー
  ～「まずX線」から「まずエコー」の時代へ！～
- 09 血管エコー　～流れを視覚化してより多くの情報を得る～
- 10 もっときれいに描出したい！　～エコーの基本を覚えよう～

メジカルビュー社
http://www.medicalview.co.jp

※ご注文，お問い合わせは最寄りの医書取扱店または直接弊社営業部まで。

〒162-0845 東京都新宿区市谷本村町2番30号
TEL.03(5228)2050　FAX.03(5228)2059
E-mail（営業部）eigyo@medicalview.co.jp

スマートフォンで書籍の内容紹介や目次がご覧いただけます。

各研究分野を完全網羅した最新レビュー集

実験医学増刊号

年8冊発行［B5判］
定価（本体5,400円＋税）

Vol.36 No.2（2018年1月発行）

がんの不均一性を理解し、治療抵抗性に挑む
がんはなぜ進化するのか？再発するのか？

編集／谷内田真一

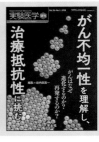

＜序＞　谷内田真一

概論 がんの不均一性の理解を深めることでがんを克服できるか？　谷内田真一

第1章 がんの不均一性の理解とがんの生存戦略

＜1＞病理組織学的観点からみた、がんの不均一性
　　　野島聡，森井英一
＜2＞臨床現場で経験するがんの不均一性　松本慎吾
＜3＞病理解剖からがんの不均一性に迫る—ARAP（Akita Rapid Autopsy Program）の取り組み　前田大地
＜4＞骨髄異形成症候群の病態とクローン進化　小川誠司
＜5＞固形がんのゲノム，エピゲノムにおける空間的・時間的多様性と治療戦略　齋藤衆子，三森功士
＜6＞シングルセル解析とがんの不均一性
　　　鹿島幸恵，鈴木絢子，関真秀，鈴木穣
＜7＞がんの不均一性を解明するための組織取得技術（GCM）の開発
　　　森本伸彦，船崎純，堀邦夫，髙井英里奈，谷内田真一
＜8＞三次元浮遊細胞分離装置によるがん不均一性の解析
　　　杉浦慎治，田村磨聖，渋田真結，加藤竜司，金森敏幸，柳沢真澄
＜9＞イメージング質量顕微鏡を用いたがんの不均一性の解析　新間秀一
＜10＞がん微小環境とがんの不均一性　押森直木

第2章 がんの不均一性に伴うがんゲノムの進化

＜1＞発がん・進展に伴い不均一性を生み出すゲノム進化プログラム　柴田龍弘

＜2＞エピジェネティクスとがん進化　福世真樹，金田篤志
＜3＞遺伝統計学における選択圧解析とがんゲノム進化解析　岡田随象
＜4＞個人の一生におけるがんゲノムの進化　斎藤成也
＜5＞進化遺伝学とがんゲノム解析　藤本明洋
＜6＞数理モデル研究による腫瘍内不均一性と治療抵抗性への挑戦　新井田厚司，宮野悟
＜7＞がんにおける変異と進化のシミュレーション　土居洋文

第3章 がんの不均一性の克服に向けて

＜1＞血漿遊離DNA解析によるがんゲノム解析　油谷浩幸
＜2＞血中遊離核酸を用いたがん研究の最前線—CNAPS Xの最新情報　髙井英里奈
＜3＞末梢血循環腫瘍細胞はがんの不均一性を俯瞰的に評価できるのか？　洪泰浩
＜4＞がんの分子標的薬耐性機構の不均一性とその克服　矢野聖二
＜5＞エストロゲン受容体陽性乳がんにおける治療耐性獲得メカニズムの新展開　藤原沙織，中尾光善
＜6＞成熟リンパ系腫瘍の多様性に潜む共通の発症メカニズム　加藤光次，菊繁吉謙，赤司浩一
＜7＞ゲノム解析による骨軟部腫瘍の多様性の解明と治療標的・バイオマーカーの探索　平田真，松田浩一
＜8＞神経膠腫の不均一性による治療抵抗性とその治療戦略　武笠晃丈
＜9＞リンパ球レパトアシークエンスによるがん免疫微小環境解析　石川俊平
＜10＞がんゲノムの進化と免疫チェックポイント阻害剤　吉村清

展望 がんの不均一性を標的にした新しい治療戦略を考える　佐谷秀行

発行　羊土社　〒101-0052　東京都千代田区神田小川町2-5-1　TEL 03(5282)1211　FAX 03(5282)1212
E-mail：eigyo@yodosha.co.jp
URL：www.yodosha.co.jp/
ご注文は最寄りの書店、または小社営業部まで

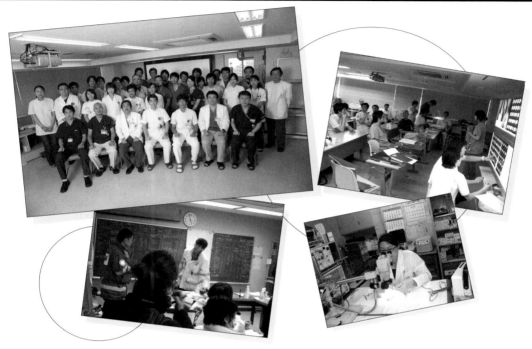

レジデントノート 3月号 掲載広告 INDEX

■ 企業

(株)油井コンサルティング ………… 表2	診断と治療社 ………………………… 後付2
第一三共(株) ………………………… 表3	医薬ジャーナル社 …………………… 後付3
トーアエイヨー(株) ………………… 表4	南山堂 ………………………………… 後付4
(株)日立ハイテクノロジーズ …… 3155	メジカルビュー社 …………………… 後付5
医学書院 ……………………………… 後付1	

■ 病院

野崎徳洲会病院附属研究所 ………… 3142	岩手県医師支援推進室 ……… 3152, 3153
宇治徳洲会病院 ……………………… 3144	徳洲会グループ ……………………… 3158
八戸市立市民病院 …………………… 3146	日本医科大学高度救命救急センター
京都家庭医療学センター …………… 3151	………………………………………… 後付7

■ 提供記事広告

「〈輸液療法シリーズ〉麻酔科で必要な輸液の知識
　第4回　心臓外科手術の輸液管理」〔(株)大塚製薬工場〕 ………………………… 3272

◆ **広告掲載のご案内** ◆ 「レジデントノート」を製品広告の掲載，研修医募集にご利用下さい！

お陰様で大変多くの研修医・医学生の方にご愛読いただいている小誌は，製品紹介，人材募集のための媒体としても好評をいただいております．

　広告は，カラー・白黒・1/2ページ・1ページがございます．本誌前付・後付広告をご参照下さい．
　なお，本誌に出稿していただくと，サービスとして小社のメール配信（メディカル ON-LINE）やホームページにも広告内容を掲載しますのでさらに効果的です！

詳しくは下記までお気軽にお問合せ下さい
- TEL　：03-5282-1211　　■ FAX　：03-5282-1212
- メール：ad-resi@yodosha.co.jp
- 郵便　：〒101-0052 東京都千代田区神田小川町2-5-1
　　　　　株式会社 羊土社 営業部担当：菅野（かんの）